足球运动损伤

预防与治疗方法图解

[德] 拉尔夫·迈耶 (Ralf Meier)　　　◎著
安德烈亚斯·舒尔 (Andreas Schur)

朱禹丞◎译

人民邮电出版社

北京

图书在版编目（CIP）数据

　　足球运动损伤预防与治疗方法图解 : 修订版 / （德）
拉尔夫·迈耶（Ralf Meier），（德）安德烈亚斯·舒尔
（Andreas Schur）著；朱禹丞译. -- 2版. -- 北京 :
人民邮电出版社，2020.5（2024.6重印）
　　ISBN 978-7-115-53061-5

　　Ⅰ. ①足… Ⅱ. ①拉… ②安… ③朱… Ⅲ. ①足球运
动－运动性疾病－损伤－防治－图解 Ⅳ. ①R873-64

　　中国版本图书馆CIP数据核字(2019)第295397号

版权声明

Original Title: Soccer Injuries Prevention and Treatment

Aachen: Meyer & Meyer Verlag 2007

免责声明

本书内容旨在为大众提供有用的信息。所有材料（包括文本、图形和图像）仅供参考，不能替代医疗诊断、建议、治疗或来自专业人士的意见。所有读者在需要医疗或其他专业协助时，均应向专业的医疗保健机构或医生进行咨询。作者和出版商都已尽可能确保本书技术上的准确性以及合理性，并特别声明，不会承担由于使用本出版物中的材料而遭受的任何损伤所直接或间接产生的与个人或团体相关的一切责任、损失或风险。

内 容 提 要

　　不论对于一般的足球爱好者还是职业的足球运动员来说，双腿都是最为宝贵的，而且又最容易受到伤害。踏错一步、身体疲劳、注意力不集中或者激烈拼抢都可能扭伤肌肉和肌腱，从而导致在一段时间内不能参加训练和比赛。然而，通过医生、理疗师和教练的共同努力，完全可以最大限度地缩短因伤休养的时间。《足球运动损伤预防与治疗方法图解（修订版）》描述了 37 种常见运动损伤的正确处置办法，不仅包括急救办法，还提供了进一步的医疗建议。除了足球运动损伤的现代治疗方法，《足球运动损伤预防与治疗方法图解（修订版）》还从医疗人士的专业角度给出了训练提示，帮助教练员了解如何合理安排训练，从而在足球运动中避开风险因素。

◆ 　著　　　[德]拉尔夫·迈耶（Ralf Meier）
　　　　　　　安德烈亚斯·舒尔（Andreas Schur）

　　译　　　朱禹丞

　　责任编辑　裴 倩

　　责任印制　周昇亮

◆ 　人民邮电出版社出版发行　　北京市丰台区成寿寺路 11 号
　　邮编　100164　　电子邮件　315@ptpress.com.cn
　　网址　https://www.ptpress.com.cn
　　涿州市般润文化传播有限公司印刷

◆ 　开本：700×1000　1/16
　　印张：7.75　　　　　　　　2020 年 5 月第 2 版
　　字数：102 千字　　　　　　2024 年 6 月河北第 4 次印刷
　　著作权合同登记号　图字：01-2015-7159 号

　　　　　　　　　　定价：49.80 元

读者服务热线：(010)81055296　印装质量热线：(010)81055316
反盗版热线：(010)81055315
广告经营许可证：京东市监广登字 20170147 号

修订序

《足球运动损伤预防与治疗方法图解（修订版）》原名《足球运动伤害预防与治疗方法图解指导》，于2016年首次出版。这本书为足球运动员、教练员以及队医提供了运动损伤预防方案及相应的治疗方案。从伤情判断，应急处置到损伤避免和损伤康复，本书都提供了专业的建议，在汇集足球运动损伤的现代治疗方法的同时也演示了如何更好地组织训练，从而在足球运动中避开风险因素。为了进一步突出本书所针对的各类足球运动损伤的功能性作用，更直观地呈现书籍定位和特点，在本次修订中将《足球运动伤害预防与治疗方法图解指导》更名为《足球运动损伤预防与治疗方法图解（修订版）》。

此外，由于旧版图书在内容表达上尚存在一些不足，本着严谨求实、对读者负责的态度，对书中内容进行了修订。修订后的书籍，内容更加准确，也将更加方便读者使用。

最后，如本书仍有疏漏或尚需改进之处，敬请同行专家以及广大读者指正。

序　言

近年来，足球运动变得越来越有竞技性和进攻性。即使是一般的足球运动，参与者对每个球的争夺都要拼尽全力。这并不意味着足球是非常危险的运动。足球运动损伤排在各种运动损伤之首是因为其广泛的群众参与性，而不是因为它是最危险的。

我们没必要因此而影响我们享受足球乐趣的心情，不管是和朋友在周末踢足球玩，还是打算参加职业足球比赛。还有许多比足球风险更高的运动。如果您曾经踢足球受过伤，那么本书总结了能够加快恢复的最重要步骤。不过，您应该先学习如何避免受伤。

享受足球运动带来的快乐吧！

安德烈亚斯·舒尔博士和拉尔夫·迈耶

目　录

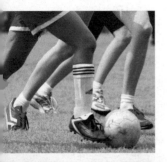

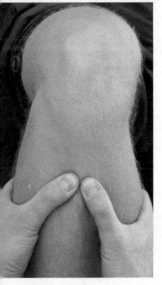

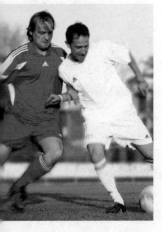

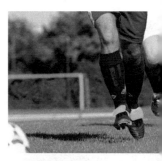
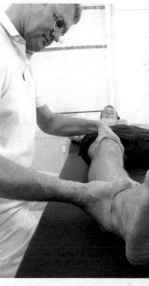
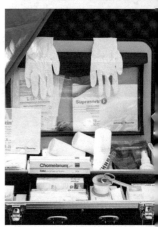

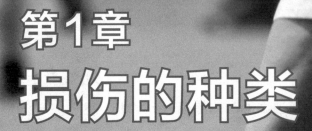

第1章
损伤的种类

所有影响我们的外力都必须通过身体进行传递。如果身体得不到充分的保护，例如因为肌肉缺陷或者使用假肢，这些外力就会毫无缓冲地直接传递到被动的肌肉骨骼系统，从而导致身体受到损伤。在足球运动中，会发生各种不同程度的韧带撕裂、扭伤和拉伤。在接下来的几页中，您将更加详细地了解这些术语，它们是许多足球运动员在其职业生涯的某个时刻总会遇到的问题。

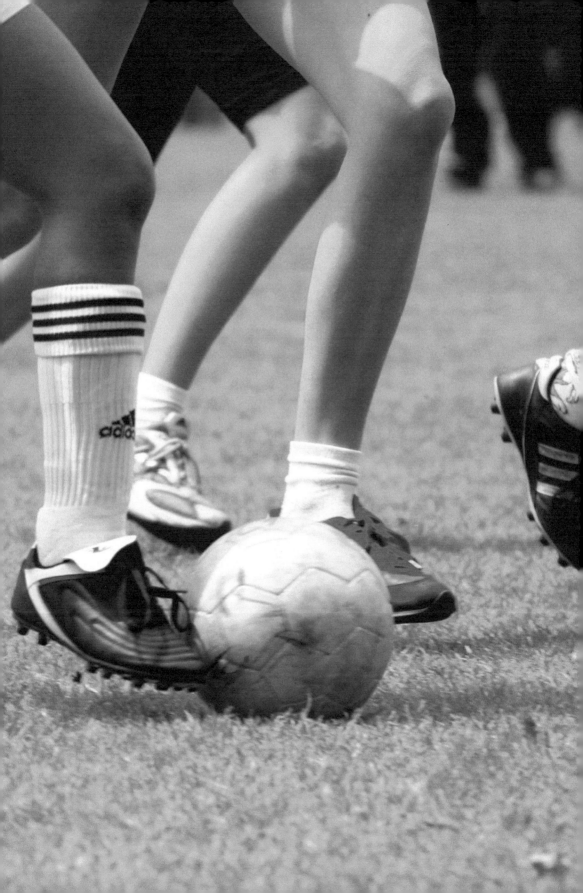

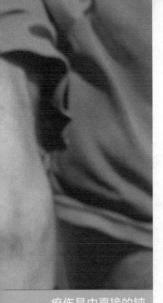

瘀伤、扭伤、撕裂等，是受伤的足球运动员通常从医生的诊断中听到的一长串术语。然而，很少有运动员真正知道这些术语的意思以及它们如何影响健康和运动能力。在我们详细讨论各种治疗方式之前，我们需要先了解大部分常见损伤的定义。

1.1 瘀伤

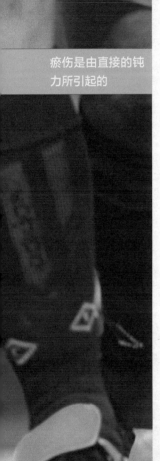

瘀伤是很常见的损伤，也称为挫伤，是直接的外力作用所引起的。瘀伤可以由摔落撞击引起，也可以由被对手踢中引起。瘀伤可以发生在皮肤、肌肉、关节、骨头、神经和内脏器官上，具体取决于受到冲击的部位。受伤的组织会肿胀形成血肿或者渗血。在严重的情况下，非弹性肌肉部位可能会发生危险的压力增高。这种现象被称为"筋膜室综合征"，会导致肌肉、神经和血管的自主挤压，如果未采取必要的手术（来减轻压力），则可能会导致永久性伤害和组织坏死。足球运动员的小腿尤其容易受到瘀伤的影响。

在足球运动中最有名的肌肉挫伤便是"大腿挫伤"。这是防守球员在防守时膝盖碰撞对手的大腿引起的。组织肿胀的程度反映出软组织挫伤的严重性。

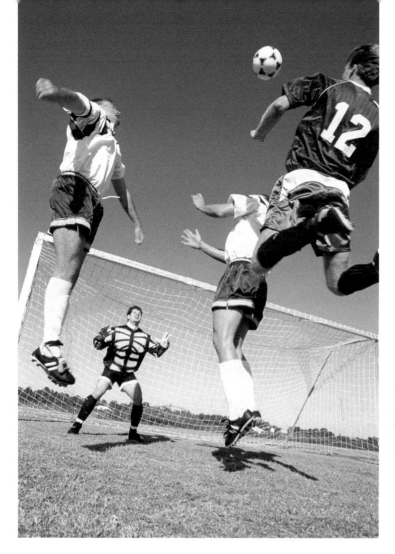

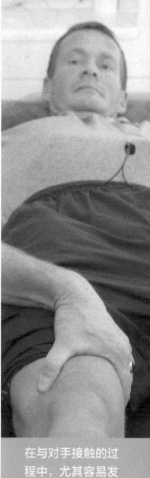

在与对手接触的过程中，尤其容易发生扭伤危险，如在抢夺头球时

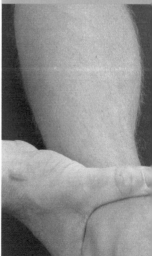

1.2 扭伤

　　扭伤是直接外力导致关节稳定结构（比如关节囊或韧带）负载过重引起的。扭伤有不同的严重程度，从轻微的拉伤到韧带和肌肉纤维的部分撕裂，再到这两者的全部撕裂。足球运动员肯定对脚踝、膝盖、手腕和手指扭伤不陌生。

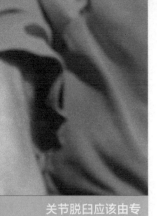

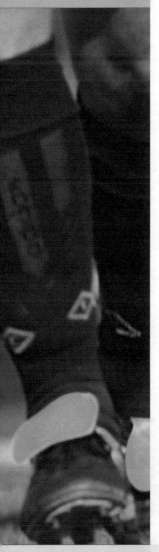

1.3 脱臼

在直接或间接的外力下造成关节扭曲或者过度挤压（肩膀），从而导致固定的组织结构（韧带和关节囊）撕裂或者过度拉伸。在该过程中，关节可能会脱离正常的位置，关节表面可能会裂开。出现关节脱臼时，即使外力消失后，异常的关节位置仍然会保持不变。守门员的手指尤其容易受到关节脱臼的影响。

1.4 韧带撕裂

韧带撕裂的力学原理和脱臼一样，但过程不一样。如果关节所承受的负载远远超过其承受能力，则负责保持关节稳定性和活动性的韧带就会撕裂。例如，如果支撑运动员重心的那条腿的下部被其他运动员鞋底的防滑钉踢到，那么固定膝关节就不能退让缓冲。强大的撞击力会扭曲胫骨，膝关节十字韧带的撕裂将不可避免。根据韧带撕裂的严重程度，所出现的症状包括瘀伤、肿胀以及因为疼痛引起活动受限。

1.5 骨折

在直接或间接的外力作用下，比如运动员进行踢剪式倒钩球或者重重摔倒时，就可能导致骨折或骨裂。骨折会导致骨头完全撕裂成至少两个部分。可以通过观察骨头异位来确定错位性骨折。非错位性的轻微骨裂通常会导致持续疼痛，而且只能通过X光片才能看见。

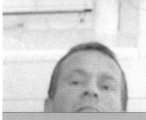

任何时候发生骨折都需要紧急的专业护理，其中涉及骨头的重新对齐和固定到恰当的位置

1.6 肌腱撕裂

肌腱会将肌肉所承受到的力量转移到骨骼上。它们通常不像伤害报告所反映的那样脆弱。绝大多数人一生中肌腱从未受伤。

然而，经常性高负载或者违反生理学的负载会导致肌腱提前磨损和撕裂，因为肌肉组织的血液循环不良可能会导致恢复非常困难。这些不合理的负载带来的影响会日积月累，让曾经非常健壮的肌腱变得极易受到损伤，甚至哪怕是轻微的损伤也足以让部分或全部肌腱撕裂。

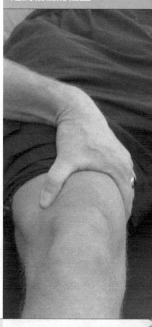

医学提示

在发生肌腱撕裂后，受伤者必须至少休息4个月。为了最大限度地降低反复撕裂的风险，返回参加训练时动作必须非常轻柔，尤其是动作要慢。如果大肌腱发生撕裂，那么接下来的至少6个月之内不要进行训练。

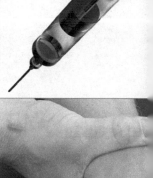

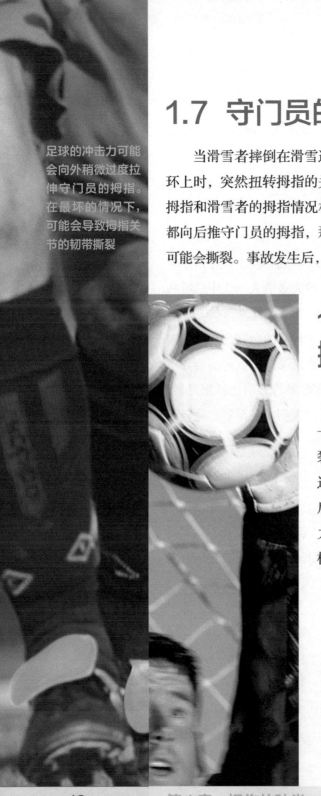

足球的冲击力可能会向外稍微过度拉伸守门员的拇指。在最坏的情况下，可能会导致拇指关节的韧带撕裂

1.7 守门员的拇指

当滑雪者摔倒在滑雪道上，而拇指仍然套在滑雪棍的圆环上时，突然扭转拇指的关节将导致侧肌腱撕裂。守门员的拇指和滑雪者的拇指情况相似，如果飞过来的球的所有重量都向后推守门员的拇指，那么横向分布在手指上的侧肌腱就可能会撕裂。事故发生后，拇指可能会肿胀，而且向外悬垂。

1.8 指伸肌肌腱撕裂

原因通常和守门员的拇指受伤一样，不过这一次是指伸肌肌腱撕裂。优秀的射球手能够踢出速度超过110千米/时的球，了解这一事实后，就不难明白直接接触这种强有力的球的肌腱和韧带将超越其承受极限。

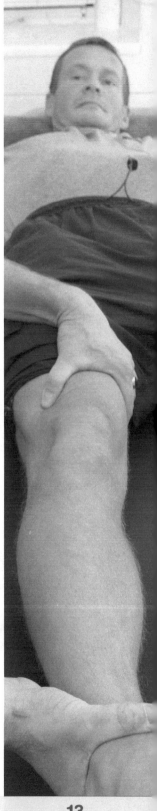

简明医学词汇

颈（cervical）> 与脖子相关

颅（cranial）> 与头相关

背（dorsal）> 背部

股骨（femur）> 大腿骨

腓骨（fibula）> 小腿外侧的腿长骨

侧向的（lateral）> 从身体的中央偏向一侧

腰（lumbar）> 下躯干

中间的（medial）> 朝向身体的中央

手掌（palmar）> 手的下侧

脚底（plantar）> 与脚掌相关

后部（posterior）> 后部

内转（pronation）> 手或脚内旋

近身体中央的（proximal）> 朝向躯干

桡骨（radius）> 前臂上位于拇指侧的骨头

上面（superior）> 上躯干

外转（supination）> 手或脚外旋

胸（thoracic）> 与胸部有关

尺骨（ulna）> 前臂上与肘部相连的骨头

腹（ventral）> 与腹部有关

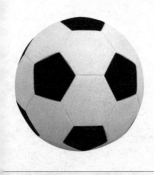

关注

医患关系

到目前为止，已有数代医疗社会学家研究过医患关系。他们的研究结果通常表明，医患之间本可以实现更好的沟通。患者有时候比较害羞，对于不理解的问题不敢询问。由于未得到患者的反馈，医生会认为已经给予患者满意的治疗。

要想从受伤中快速恢复，充分地了解损伤的类型以及所有治疗方法非常重要，因为治疗方案的选择主要由患者决定。鉴于这个原因，毫无必要的不好意思或害羞会起到误导的作用。不了解医学术语"内转"或者不知道"髂胫束"并非不光彩的事情。

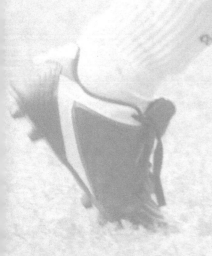

- 瘀伤通常是由钝性损伤导致的。

如果韧带的坚硬结缔组织被过度张力所损伤，则称为扭伤。

- 发生脱臼时，由关节所连接的两根骨头会发生移位。
- 严重的拉力可能会导致韧带和肌腱撕裂。

第2章
常见损伤的治疗

与希腊神话中的古代英雄阿喀琉斯不一样，足球运动员的弱点远远不止一个。下肢尤其是膝盖和脚踝是最容易受到影响的部位，但是身体的其他部位也未能幸免，会同样受到这项普及运动的伤害。足球运动员所遭受到的大部分损伤都是非常表层和轻微的，只需要短暂的休息就可以重返赛场。不过，足球运动员偶尔也会遭受到严重的损伤，这就需要提供恰当的急救和进一步的专业治疗。

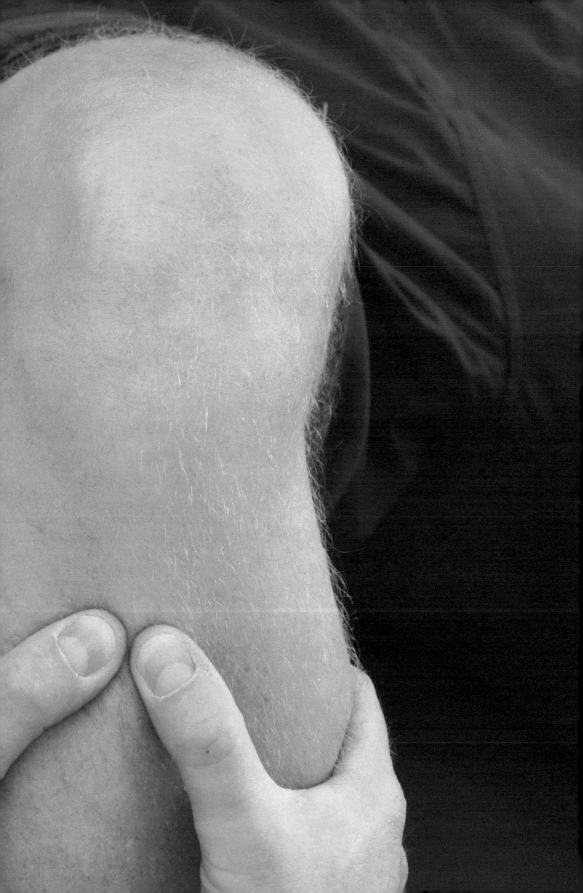

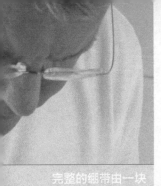

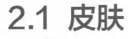

完整的绷带由一块无菌伤口敷料和一条黏性材料（例如纱布或运动胶带）组成

2.1 皮肤

作为人类身体的外部保护覆盖层，皮肤在运动伤害中变得尤其脆弱。擦伤、皮肤分离或撕裂在足球运动中并不罕见。这些皮肤伤害可能会非常疼痛，但是通常无大碍，而且不需要额外干预就能快速愈合。对于比较大的伤口必须马上清洁，然后进行消毒，完成后使用无菌敷料包裹。时刻牢记，皮肤受伤可能导致细菌入侵身体，因此伤口通常存在感染风险。

擦伤

急救

为了降低感染风险，应该使用林格液或生理盐水清洁伤口的表面；然后使用温和的皮肤消毒剂对伤口进行消毒，完成后使用无菌的、非黏性伤口敷料覆盖伤口。护理完成后通常就可以继续进行比赛了。

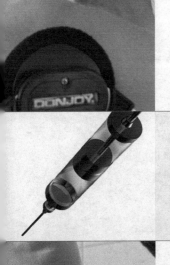

医学提示

在比赛中出汗是不可避免的。如果草率地包扎伤口，那么汗水很快就会导致绷带松脱。应该使用半黏性胶带包扎伤口，确保绷带固定在恰当的位置上。

治疗

在后续的愈合过程中必须避免感染。如果有必要，应该每天更换绷带并使用杀菌剂对伤口进行消毒。确保球员的破伤风疫苗仍在有效期内。

皮肤分离

皮肤分离是指皮肤从下层组织撕开。这种伤害通常与比赛场地的表面较差有关。

尽管球员可以在草地上毫无问题地滑行几米远，例如在阻截铲球后。但是在煤渣场地、混凝土场地、室内人造草皮或地板上进行该动作时，则得到截然不同的结果。在这些表面上快速滑动可能瞬间就会导致几平方厘米大的皮肤擦伤。煤渣场地还会弄脏伤口，从而存在极高的感染概率。

急救

由于皮肤的血液循环非常充足，整块皮肤分离通常会导致大量失血。急救处理应该包括降低感染的风险和伤口的疼

在每场足球比赛期间都应该随时准备好专业的伤口敷料，比如胶带或敷垫

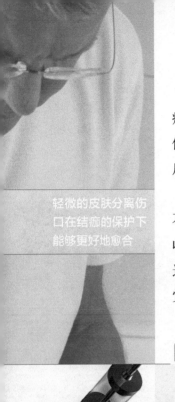

痛。首先，应该使用杀菌喷雾液清洁伤口。然后在受伤的部位滴几滴局部麻醉剂，通常能够在几分钟之内缓解疼痛。最后，应该使用无菌敷料覆盖伤口。

对于轻微的皮肤分离，球员通常马上就可以返回比赛。不过，如果伤口比较大，将会导致疼痛或者伤口下方肌肉的收缩反应，这时明智的做法是在剩余的比赛中坐下来休息。这主要取决于受伤的运动员对疼痛的忍受程度。如果运动员觉得能够继续比赛，那么从医学的角度上讲也是可以的。

医学提示

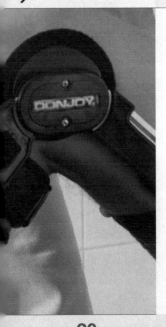

如果伤口非常脏，例如在煤渣场地上摔倒，应使用林格液清洁伤口。这种像水一样的液体含有氯化钠、氯化钾、氯化钙和碳酸氢钠，而且其浓度和血清中的浓度完全一样。

治疗

根据伤口的渗液量调整敷料的大小。对于相对干燥的伤口，使用创可贴和亲水绷带。如果有大量的渗液，则使用带有无菌纱布和绒头压布的药膏绷带。

皮肤撕裂

皮肤的柔软部位在受到钝力或强力挤压时，由于皮肤未能承受如此大的压力，导致皮肤裂开。这种伤口的边缘通常不平整。

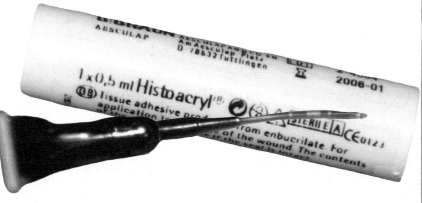

急救

首先，使用林格液或生理盐水清洁受伤部位，然后对伤口进行消毒，并使用无菌纱布盖住。如果现场有经过专门训练的球队医生，那么小型或中型伤口可以使用皮肤粘胶就地进行处理，例如Histoacryl®或Dermabond®牌粘胶。另外，还可以使用缝线或U形钉将伤口闭合，具体取决于伤口的大小。

如果出现比较大或者比较深的伤口，那么应该检查运动员是否出现休克症状（参见第57页）。即使在像足球这样对抗性很强的运动中，这种大型的皮肤损伤都是非常罕见的，但是也不可能完全避免。

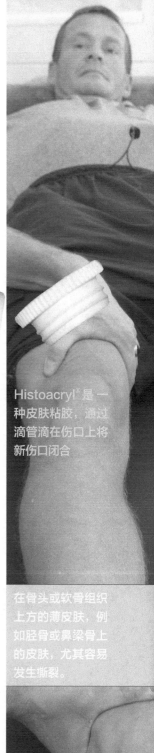

Histoacryl®是一种皮肤粘胶，通过滴管滴在伤口上将新伤口闭合

在骨头或软骨组织上方的薄皮肤，例如胫骨或鼻梁骨上的皮肤，尤其容易发生撕裂。

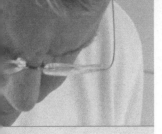

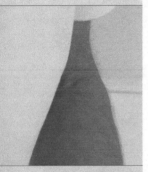

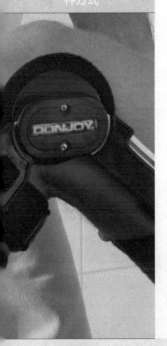

较大的伤口需要尽快进行外科手术。在球场上，受伤的部位应该使用无菌敷料覆盖，然后再用绷带包裹。受伤的运动员必须保持静止不动。没有必要当场清理伤口，因为血流会自动清理伤口。可以使用止血带和冰袋来减少大量失血。然后尽快将受伤的运动员送到医院，让其在无菌的环境下接受进一步治疗。

治疗

与所有皮肤伤害一样，遇到皮肤撕裂的情况时，应该检查患者的破伤风疫苗是否过期。如果最后一次接种疫苗超过10年以上，则应该重新接种。

2.2 热病

热衰竭

尽管出汗可以调节体温，但是它并非总是有效。有一种天气状况会导致汗腺失灵：空气的湿度越大汗液的蒸发越少，因为空气已经不能吸收更多的水汽。所以，在这种天气下出汗起不到降温效果。尽管身体尝试一切方法来试图保证体温恒定，但是在这种天气下身体的调节机制无法正常工作。

此时，接近皮肤表面的血管开始明显扩张并充满血液。这是身体试图散发热量的另一种方式。不过，该过程会影响血液回流到心脏，从而减少心脏每分钟向循环系统泵出的血流（心脏血液输出）。

心脏血液输出的减少意味着大脑得不到足够的氧气，进一步造成热衰竭。脉搏和呼吸突然加速、晕眩、短暂丧失意识或者耳鸣都是热衰竭的最初症状。如果外部温度高于体温，还可能发生中暑，这在一些情况下还会威胁到生命。

急救

如果运动员的脸色发红而且停止出汗，则需要马上采取医疗救护。如果旁边没有待命的球队医生，则必须马上联系急救医生。在急救医生到达之前让患者平躺在阴凉的地方，并尝试用冰袋或者湿冷的毛巾给其降温。

治疗

由高温引起轻微不适时，运动员应该在更衣室或阴凉处休息，并抬起双腿。此外，饮用矿物质饮料形式的电解质溶液，它包含有大量的钾，需要小口饮用。对于这种情况，增

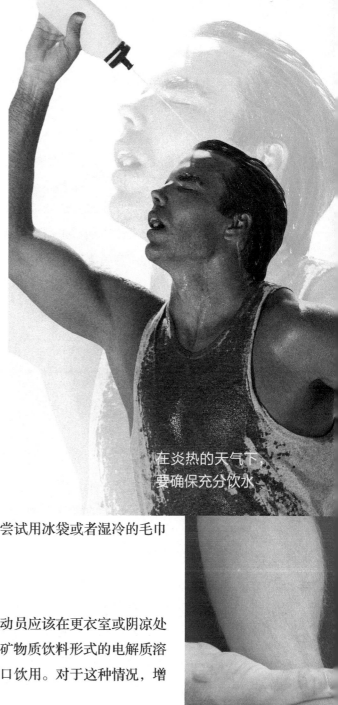

在炎热的天气下，要确保充分饮水

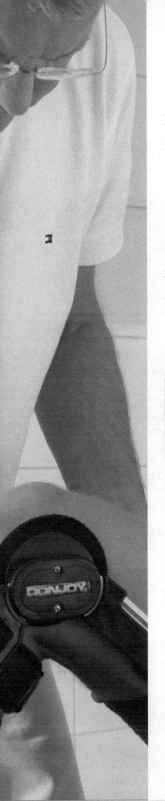

加钾的摄入非常有好处。如果出现重度中暑，那么运动员在医院时必须随时监护，直到循环系统完全恢复。

热痉挛

热痉挛没有热衰竭或中暑那么严重，但是即便如此，训练或者比赛通常也需要终止。热痉挛是由于大量出汗导致水分和矿物质流失而又未得到充分补充所引起的。

热痉挛的症状

- 疼痛的肌肉抽搐
- 皮肤温热潮湿
- 体温稍微升高

急救

患者必须饮用大量含盐较高的液体。与此同时，必须主动拉伸痉挛的肌肉。

治疗

除了饮水还是饮水，饮用大量富含矿物质的水，尤其是镁含量尽可能高的水。对于强烈或反复性痉挛，输液可能是一种好办法。尤其是在夏季，为了避免进一步痉挛，教练和工作人员应该确保球员必须充分补足水分后才上场，而且在中场休息和比赛结束后也要大量饮水。

在比赛或者训练开始前的半个小时，球员应该至少饮用200毫升水。除了矿物质含量丰富的饮用水，也推荐饮用新鲜的苹果汁。

在竞技体育中运动员每天训练两次，而实践表明饮用特殊的电解质饮料（含有矿物盐）非常有用。对于这种高强度的训练，仅通过营养摄入和传统的饮料难以补充所流失的矿物质。如果球员反复出现痉挛，则应该对其强度耐力和灵活性进行测试。

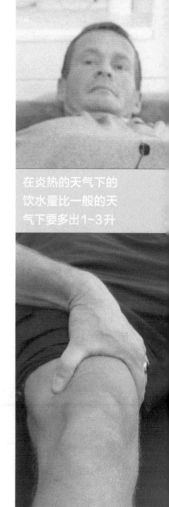

在炎热的天气下的饮水量比一般的天气下要多出1~3升

2.3 肌肉

人体的肌肉种类非常多，甚至能够与其可能遭受的损伤种类相提并论。幸运的是，大部分肌肉损伤只会引起疼痛，而不会威胁健康。肌肉损伤是最常见的人体损伤，尽管这只是估算得到的结果，因为大部分损伤并未得到统计。自从我们出生开始，这些最常见的肌肉损伤就影响着我们，但是通常不需要去看医生。

医学提示

在发生肌肉挫伤后，冰敷、按压和抬高患处能够防止形成大面积的瘀青。在受伤后马上采取这些收缩血管的措施，以尽可能快地得到恢复。

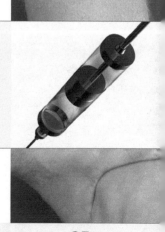

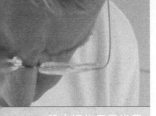

我们将要谈论挫伤，当然这也是足球运动员不可避免的。

肌肉挫伤

在日常生活中，通常是家具导致挫伤；而在球场上，通常是肌肉与对手的膝盖或肘部碰撞导致挫伤。身体组织越脆弱，比如肌肉，在受到撞击时就越容易被压缩，从而导致挫伤。

医学提示

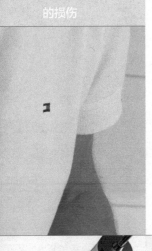

对于肌肉挫伤，消肿药膏绷带能够减少体液在组织中的潴留。通常情况下，吸收掉潴留的体液需要3~10天。在纤溶剂的辅助下，挫伤通常能够快速消失，因为这种药物能够帮助凝结在挫伤部位的血液流动。

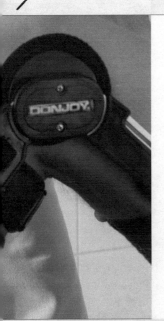

在实际情况中，挫伤引起的出血通常是少量肌肉纤维撕裂所导致的，因此通常很难判定是简单的挫伤还是含糊不清的肌肉撕裂。

急救

在大腿受到剧疼的撞击后，医生还必须马上评估球员的总体健康状况。通常情况下，简单冰敷受伤的部位并使用按压绷带后，就可以继续参加比赛了。不过，如果出现严重的疼痛或者瘀伤快速扩大，还是采取相同的急救办法，但是运动员不能再上场了。

治疗

受伤的严重程度不能从外观进行评估。受伤部位的表面通常很疼，因此通常不能进行触诊。而更重要的深层组织的状态则只能通过超声波进行直接诊断。如果出现广泛性挫伤，通常使用超声波来监测伤情的变化。如果有几束肌肉纤维受到影响，则必须弃赛了。

对于比较轻的受伤，应该使用绷带缠绕肌肉48小时。一天之间仅几次去除按压绷带，每次让肌肉冷却20分钟。对于面积比较大的瘀伤，要抬高受伤的部位。

瘀伤（血肿）

当血液从皮肤下的受损的血管流出时就出现瘀伤。瘀伤首先表现为青色，然后根据血液的不同消散阶段由黄色转变为棕色。除了这种浅表性的、有时面积较大的常见瘀伤，还有一种更深层的封闭性出血，其症状为圆胖、弹性的肿胀。这种瘀伤通常不会自行消失，必须穿刺或者通过手术去除。

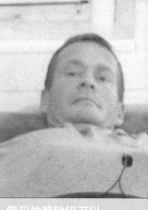

常见的醋酸铝可以用来治疗瘀伤。用毛巾蘸上醋酸铝然后敷在受伤的部位上。醋酸铝能够缓解疼痛，而且能够加快瘀青的消散

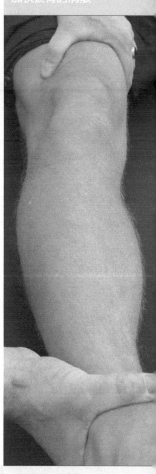

肌肉纤维撕裂

肌肉由许多束状纤维组成。所有肌肉纤维的表面都被坚韧的筋膜所包裹，以稳定肌肉的形状。在日常生活中筋膜能够保护肌肉免受外力的伤害，但是其保护作用也是有限度的。在强大的外力作用下或者快速大力地拉伸都会导致肌肉纤维撕裂。只有多数肌肉纤维受到伤害时才会导致肌肉强度或活动性减弱。

对于比较轻微的肌肉纤维撕裂，不会影响肌肉的强度或者伸张能力。不过，肌肉纤维撕裂通常会伴随剧烈的疼痛和不同程度的瘀伤。和肌肉损伤中程度最轻的扭伤不同，肌肉纤维撕裂时会伴随疼痛。在扭伤中，受影响的肌肉仅会慢慢肿胀。

肌肉纤维撕裂愈合后通常会留下伤痕。带有伤痕的组织的弹性会减弱，所以如果形成明显的伤痕组织，那么就会增加肌肉纤维再次撕裂的概率。

急救

受伤的肌肉必须马上休息，而且要抬高并长时间用冰敷，例如使用冷水袋或冰袋（不要直接接触皮肤）。使用按压绷带是个好办法，但是不要忘记透过绷带冰敷肌肉。

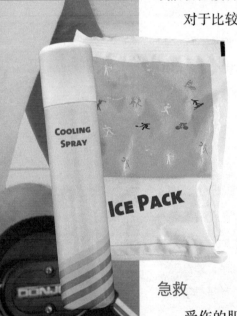

导致肌肉纤维撕裂的可能原因包括肌肉疲劳以及在运动期间肌肉和神经之间的通信受阻

如果发生肌肉纤维撕裂，必须持续冰敷受伤部位

导致肌肉撕裂的危险因素

- 过度训练或者肌肉系统尚未完全恢复时过度用力
- 热身锻炼不足
- 之前的肌肉损伤有明显的伤痕形成
- 有肌肉硬化的倾向

治疗

在常规的流程中，采用促进愈合的治疗方法可以在3天后开始。其中包括热疗法、超声波治疗、激光治疗、轻微拉伸、摩擦按摩（只能由经验丰富的理疗医生完成），以及使用药膏，比如Heparin®或Chomelanum®牌药膏。肿胀逐渐消散后，可以通过专业地使用胶带缠绕来缩短返回训练的时间。这种不适可能会持续3~6周，有时候甚至长达3个月，在此期间应该不惜一切代价避免高强度用力。

肌肉撕裂

肌肉撕裂是肌肉纤维撕裂的下一个阶段，而且可能涉及肌肉的整个截面撕裂。当所承受的力量超出肌肉的弹性极限时就会发生肌肉撕裂。这种现象称为"自我撕裂悖论"，因为能够阻止肌肉过度拉伸的自我保护反射功能已经完全逆转。

急救

与肌肉纤维撕裂一样，处理方法为：休息、抬高患处以及大量冰敷。

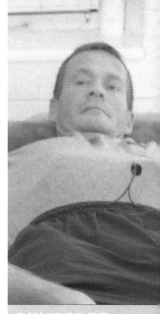

突然加速运动是导致肌肉纤维撕裂的常见原因

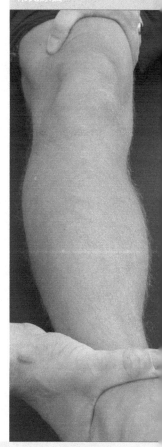

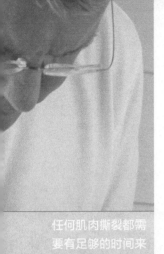

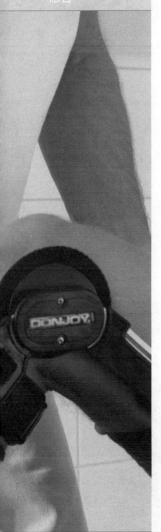

任何肌肉撕裂都需要有足够的时间来愈合

治疗

肌肉撕裂的治疗方法和肌肉纤维撕裂一样。任何继续治疗取决于以下几个因素：受伤的程度、受影响的肌肉系统、运动员的年龄及其表现水平。如果是高水平的运动员，通常需要进行外科手术以恢复之前的表现水平。对于大部分人而言，即使是非常大的撕裂，也可以自己愈合而不会发生并发症，尽管肌肉的形状以及性能会发生比较大的变化。

肌肉痉挛

严格而言，肌肉痉挛不属于肌肉损伤，而是属于肌肉功能失灵。但是它造成的肌肉疼痛绝不逊于其他肌肉损伤！肌肉痉挛可能发生在猛烈的截球过程中，或者由其他与足球比赛没有任何关系的因素导致。导致肌肉痉挛的直接原因尚不清楚，不过肌肉营养和能量补充不足是一个决定性因素。

导致肌肉痉挛的危险因素

- 体液和电解质严重流失
- 训练不足
- 球鞋过窄
- 寒冷
- 静脉曲张
- 感染

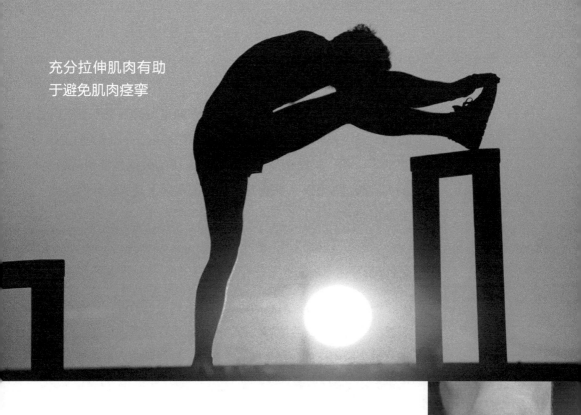

充分拉伸肌肉有助
于避免肌肉痉挛

急救

受影响的肌肉会被动拉伸，因此主动地收缩拮抗肌尤其有效。对于某些痉挛，放松按摩和热治疗有助于降低肌张力。当疼痛缓解后，运动员就可以返回赛场了。

治疗

电解质平衡对于肌肉系统的收缩功能非常重要。如果运动员非常容易发生肌肉痉挛，以及夜间出现小腿肚痉挛，那么应该测量电解质的状态，有必要的话补充电解质。另外，应该排除是否存在外科矫形问题，例如错误的脚步站姿和肌肉不平衡，比如小腿肚肌肉过弱或过短，检查身体的总体健康状况。

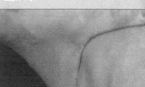

为了避免肌肉痉挛，在像足球比赛这样的长时间活动期间，运动员应该大量饮水

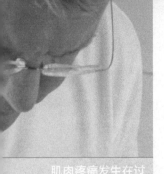

肌肉疼痛

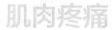

肌肉疼痛发生在过度活动后8~24小时，而且可能持续5天

在进行不熟悉的动作或过于集中地用力时就会发生肌肉疼痛，过度扭转肌肉通常也会导致肌肉疼痛。与人们通常所想的不一样，肌肉疼痛并非由肌肉系统的酸性过多引起的，例如乳酸过度积累。肌肉疼痛的原因实际上是肌肉纤维轻微撕裂引起的。

医学提示

如果在大约5天后肌肉疼痛仍然没有自行消退，则需要去看医生。专业的医生能够快速诊断出肌肉疼痛是由扭伤还是肌肉纤维撕裂引起的。发生肌肉疼痛时，触摸肌肉会感到疼，肌肉会稍微肿胀而且通常会变硬。

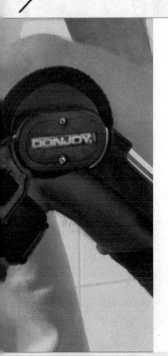

急救

在肌肉疼痛的自然痊愈过程中，最好使用热疗法或者促进血液循环的治疗方法辅助恢复。实践证明促进肌肉疼痛恢复的有效办法是热水泡澡（加入恰当的药物，例如杜松）、桑拿浴、缓慢有控制的放松运动以及柔缓的伸展练习和游泳。然后安排一段静息期，以及短暂停止训练。

治疗

即便没有必要治疗肌肉疼痛，也应该进行检查训练，并且由专家纠正不足之处。

2.4 头部

流鼻血

除了高血压和血液凝固有问题，导致流鼻血的原因通常是直接撞击到鼻子。在足球运动中，与对手相碰撞或者鼻子被球撞击都可能导致流鼻血。

急救

使用止血塞塞住鼻孔给受损的血管施加压力从而止住流血。如果没有止血塞，可以用拇指和食指将鼻孔捏紧在一起一分钟。这样做的时候，头要向下倾斜。此外，也可以对鼻子或后颈进行冰敷或冷敷。

治疗

在一般情况下，流鼻血不需要治疗。流血通常很快就会停止。更加严重的鼻软骨损伤会异常疼痛，通常不可能与一般情况的流鼻血相混淆。

鼻梁骨骨折

鼻梁骨非常薄，而且从脸部明显突出在外。鼻子与其他球员或者足球发生激烈碰撞后，鼻梁骨可能断裂。鼻梁骨骨折通常伴随着流鼻血，而且鼻子还可能会肿胀。可以通过拍X光片或者观察鼻子是否歪向一边来区分鼻梁骨骨折和鼻梁骨挫伤。

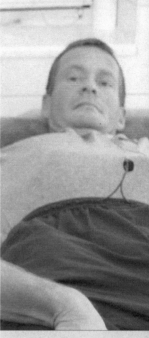

流鼻血是鼻孔黏膜破裂导致的

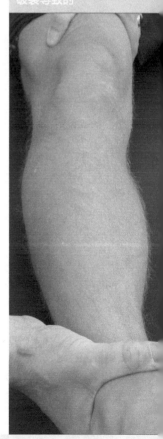

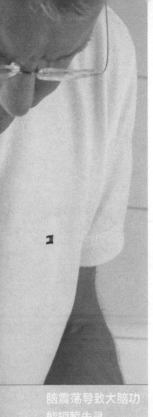

不管是发生鼻梁骨挫伤还是鼻梁骨骨折，都应该先止血再冰敷。如果鼻子歪了，则需要专业的医疗护理，或者将受伤的运动员送至医院的急诊部门。

治疗

大多数情况下鼻梁骨能够自行愈合而不需要治疗。如果出现鼻子变歪的情况，则需要医生纠正鼻梁骨的位置。对于比较高级别的比赛，戴上保护面具能够让运动员更快回到赛场中。

脑震荡

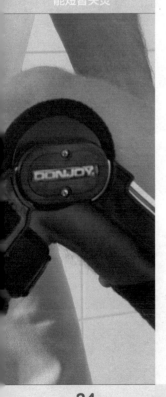

脑震荡导致大脑功能短暂失灵

与对手或者球发生激烈的碰撞还可能导致脑震荡。静止不动的大脑受到了如此大的加速度，从而与头骨发生碰撞。当然，对头部进行任何撞击都会导致疼痛，而且受到撞击的人通常会感到短暂的晕眩。因此发生脑震荡时通常会短暂失去意识，有时候会持续几秒钟，接下来是头晕目眩分不清方向。

发生脑震荡会出现非常典型的症状，这意味着受伤的运动员必须马上停止比赛，然后休息几天。这些症状包括失去意识（不管多短暂）、晕眩、暂时性昏厥、呕吐、恶心和头疼。

急救

首先，必须检查瞳孔的反应。失去意识后瞳孔的大小不同，能够反映出头颅或大脑的损伤严重程度，损伤过重甚至可能出现脑出血。受伤的运动员应该在安静黑暗的房间躺下，因为此时的眼睛对光线非常敏感，然后将其送往医院。

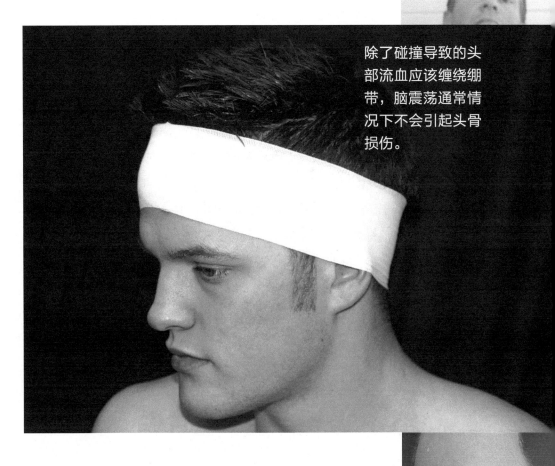

除了碰撞导致的头部流血应该缠绕绷带，脑震荡通常情况下不会引起头骨损伤。

治疗

受伤的运动员应该住院观察治疗，因为脑震荡可能会伴随脑出血。如果是轻微的脑震荡，在非常安静的地方卧床休息几天就足够了，这样身体循环系统就会逐渐恢复。正常情况下，脑震荡都会自行痊愈，不会持续疼痛或留下任何严重的后遗症。

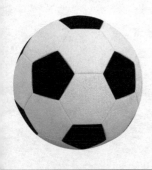

感染

在足球运动中大多数皮肤受伤都是无害的，只不过比较疼而已。不过，尽管受伤后进行快速消毒，病菌仍然可能通过伤口进入血液中从而引起感染。出现感染后，通常需要药物治疗。

发生感染的初始阶段最重要的症状是伤口阵阵作痛，这与皮肤损伤导致的典型灼疼和刺疼不一样。后续症状包括发炎、肿胀、发红和化脓。如果出现这些症状，必须重新打开伤口进行彻底清洁。

如果出现最坏的情况，伤口感染可能会转变为败血症。如果感染已经发展，那么使用抗生素可能比较有效。对于受到严重污染的伤口，如果身体的免疫力不足的话，还可能会出现破伤风感染。

- 皮肤受伤时最重要的紧急措施是：清洁、消毒和使用无菌敷料覆盖伤口。
- 充分饮水能够防止热痉挛。
- 如果出现肌肉撕裂，请遵循该流程：休息、抬高和冰敷患处。
- 肌肉疼痛是肌肉纤维轻微撕裂引起的。

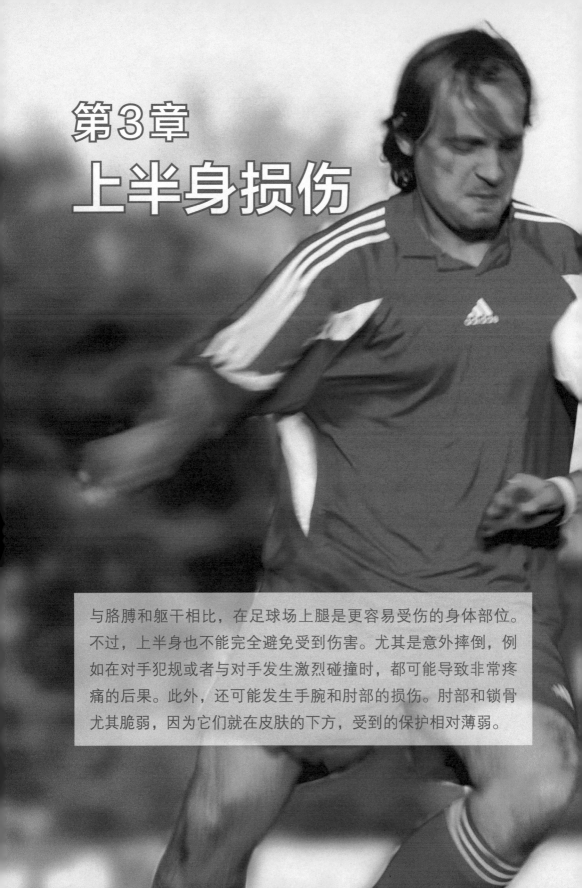

第3章
上半身损伤

与胳膊和躯干相比，在足球场上腿是更容易受伤的身体部位。不过，上半身也不能完全避免受到伤害。尤其是意外摔倒，例如在对手犯规或者与对手发生激烈碰撞时，都可能导致非常疼痛的后果。此外，还可能发生手腕和肘部的损伤。肘部和锁骨尤其脆弱，因为它们就在皮肤的下方，受到的保护相对薄弱。

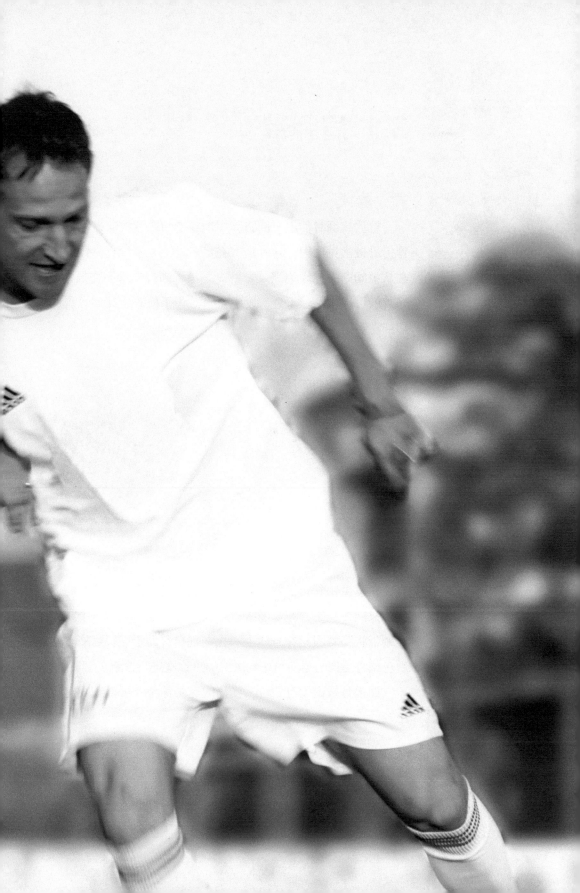

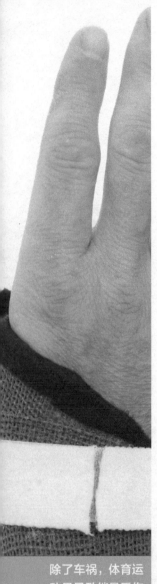

3.1 肩胛带

锁骨骨折

重重摔倒时伸出一侧胳膊撑地或者肩膀直接着地是锁骨骨折的最常见原因。这种伤害在足球场上并不罕见。锁骨通常从中间断裂，因为那是最薄处。锁骨断裂通常不需要拍X光片就可以诊断。不过，发生骨折时为了检查出其他骨裂通常都需要拍X光片。

锁骨骨折的症状

- 整个锁骨肿胀疼痛
- 骨头明显断裂
- 瘀青
- 活动受限，尤其是抬起手臂时

急救

在发生锁骨骨折后，断裂的骨头会发生错位，受伤的运动员只能终止比赛。为了缓解疼痛，可以使用三角吊带或弹性绷带将胳膊固定在身体上。止痛剂也有助于减轻疼痛。然后应该将受伤的运动员送到医院的急诊室进行诊断。

如果骨折但没有错位，受伤的球员甚至还可以继续进行比赛。

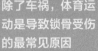

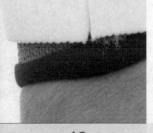

除了车祸，体育运动是导致锁骨受伤的最常见原因

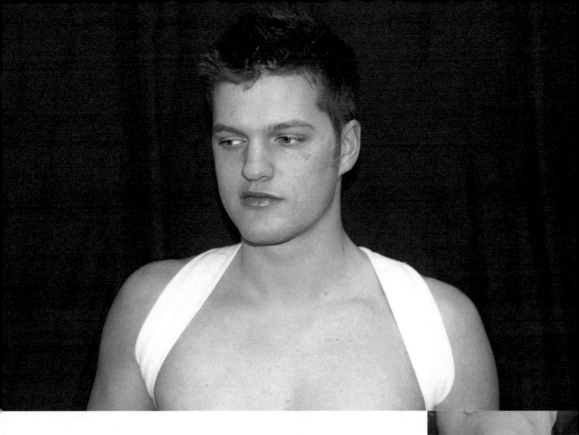

治疗

标准的治疗方法是戴8字绷带3个星期，而且需要定期重新调紧。通常仅当骨头从皮肤穿插出来或可能穿插出来，或者神经或血管收缩时，才需要进行手术。

肩胛分离

肩胛分离的发生原理和锁骨骨折相似，不同的是骨头并没有断裂，而是锁骨的侧端从肩峰脱离。这会损伤韧带和关节囊。如果将锁骨连接到肩膀的韧带完全撕裂，那么锁骨的外端会明显凸起，而且像钢琴键那样按下去后又会弹起来（看起来像钢琴键）。

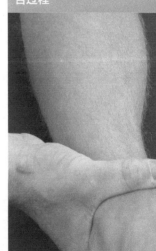

可以使用8字绷带固定骨折部位。这样做有助于减轻疼痛和加快骨头的愈合过程

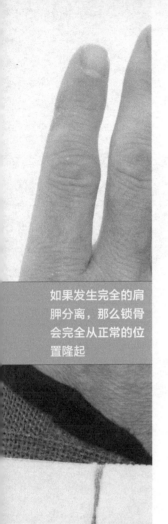

如果发生完全的肩胛分离，那么锁骨会完全从正常的位置隆起

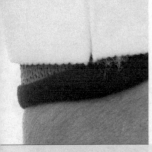

在发生骨折后，可以当场使用缓解疼痛的药物或止痛剂

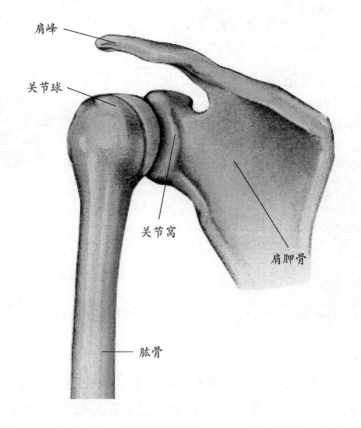

肩峰

关节球

关节窝

肩胛骨

肱骨

急救

现场的急救措施和锁骨骨折一样：先固定关节，接着使用止痛剂，然后将受伤的球员送往医院的急诊部门。

治疗

受伤的严重程度将决定采用手术还是非手术治疗方法。对于比较年轻、体质处于活跃期的球员，可以采用多种不同的手术治疗（例如螺丝或金属丝固定法）。如果关节囊韧带系统没有完全撕裂，那么通常让受损的结构自行愈合。止痛剂和冰敷能够缓解疼痛。应该使用特殊的绷带固定肩膀，直到受伤部位的疼痛完全消除。在经过理疗锻炼后，肩膀将能够完全恢复活动能力。

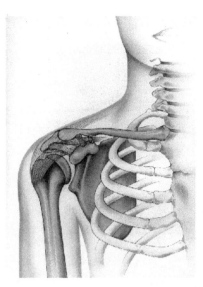

肩膀脱臼

肩膀脱臼通常更常见于手球运动中，但是也可能由足球运动中的猛烈截球导致。脱臼通常是对手突然拉住球员的胳膊阻止其向前跑，从而使胳膊等伸张过度引起的。

急救

肩膀脱臼通常是向前脱臼，通常会特别疼痛，可以通过观察胳膊能否在侧边抬起来确诊。此外，肩膀由原先的圆形瞬间变成了方形，导致肩膀畸形。首先要做的是使用三角胳膊吊带或专用的肩膀绷带固定关节。根据受伤的运动员的疼

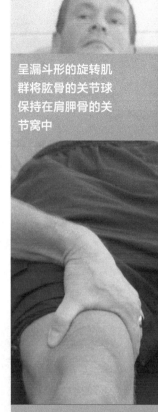

呈漏斗形的旋转肌群将肱骨的关节球保持在肩胛骨的关节窝中

当足球运动员发生了肩膀脱臼时，肱骨的关节球将从肩膀的关节窝中脱出鼓起

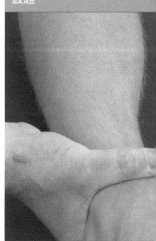

痛耐受力，可以适当使用止痛剂。然后应该将受伤的运动员转移至医院的急诊部门。

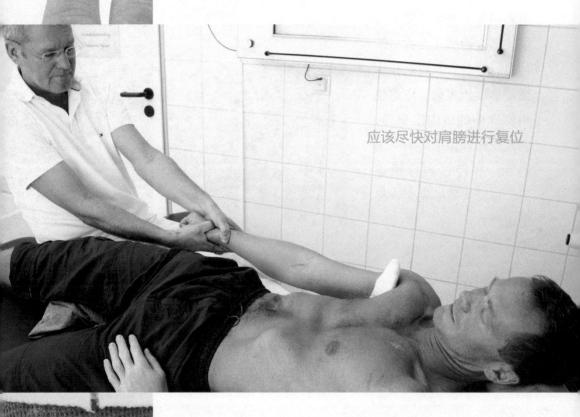

应该尽快对肩膀进行复位

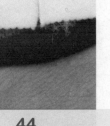

治疗

为了排除骨头受伤，必须给肩部拍X光片。然后应该尽快地在未使用麻醉药的情况下对肩膀进行复位，但是要先使用肌肉松弛药，在一阵剧痛后将肩部复位。在复位之前和之后都要监控肩膀的功能和血液循环情况，以及检查肩膀的敏感度。

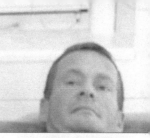

为了避免在脱臼后给肩膀带来过多的拉力，应该避免处理头球或高球，或者轻柔地进行处理。如果练习高尔夫球和网球作为足球的补充训练，则需要特别注意，尤其是采用非手术方法治疗的肩膀脱臼。

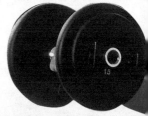

如果关节成功复位，那么受伤的球员需要戴肩膀绷带14天左右。为了避免以后再次发生脱臼，必须恰当地锻炼肩胛带的肌肉系统。如果出现反复性脱臼，则可能需要进行手术。

3.2 胳膊

肱骨骨径或关节球骨折

这种骨折最常见的原因是肩膀或者过度伸张的胳膊着地。不管是肱骨的骨径还是关节球骨折，通常都是由严重的胳膊受伤引起的，而且在年轻的运动员当中非常罕见。

急救

肱骨骨折的典型症状包括肿胀、瘀青、上臂畸形以及通常的活动受限。与肩膀受伤一样，首先要采取的措施是进行固定。小心观察是否出现神经损伤，这会导致麻木感和手臂

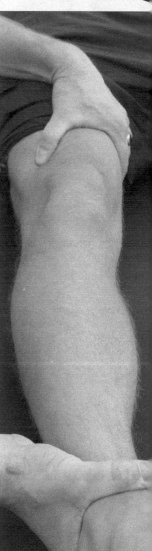

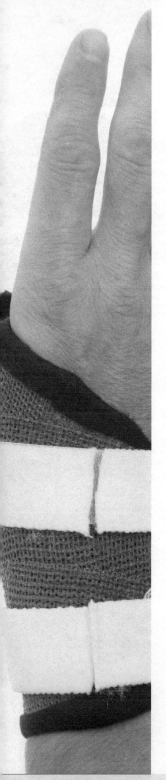

失去知觉。肘关节由3个不同的半关节组成：肱-尺关节是枢纽关节，肱-桡关节是球囊关节，而桡-尺关节是车轴关节。

治疗

简单骨折应该使用绷带固定。肱骨骨球骨折应该固定10天左右，而肱骨骨径骨折要固定6个星期左右。复杂骨折或错位骨折需要进行手术。

肘部脱臼

与肩膀关节一样，肘部关节在手臂伸开时重重摔落也可能导致脱臼。通常是由肘部过度向后伸展引起的。肘部脱臼后，关节的形状通常发生明显的变化，因此通常很容易诊断。其他症状包括剧烈疼痛、快速肿胀以及肘部活动受限。

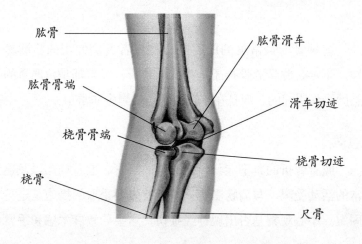

肱骨　　　　　　　　肱骨滑车

肱骨骨端　　　　　　滑车切迹

桡骨骨端　　　　　　桡骨切迹

桡骨　　　　　　　　尺骨

急救

应该使用三角吊带或者充气夹板（如果有的话）固定胳膊。如果有必要，可以使用止痛剂或者冰敷受伤的肘部以减轻疼痛。必须立即将受伤的运动员送往医院的急诊部门。

治疗

专家能够通过拉并稍微弯曲肘部轻松让其复位。应该使肘部尽快复位，然后再拍X光片。为了排除韧带损伤，应该检查关节的稳定性。如果韧带或其他的软组织比如关节囊出现损伤，则手术是不可避免的。

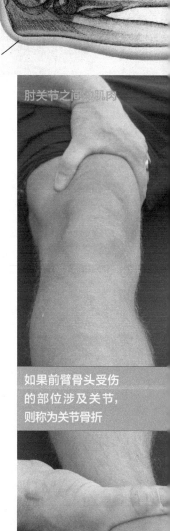

鹰嘴

肘关节之间的肌肉

如果前臂骨头受伤的部位涉及关节，则称为关节骨折

前臂骨折

靠近肘部的前臂骨折通常影响到桡骨骨端或鹰嘴。弯曲手臂时，可以清楚地看到和摸到鹰嘴，它就是肘尖。这种骨折是由手或肘部着地摔倒导致的。

急救

前臂骨折的症状包括疼痛、肿胀以及受伤部位发生变形。首先，必须固定所有骨折部位，最好使用充气夹板进行固定。冰敷能够缓解疼痛和减轻肿胀。

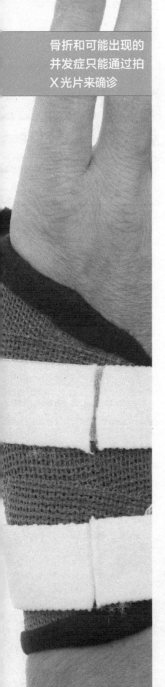

治疗

治疗方式取决于骨折的类型。桡骨骨端骨折通常采用非手术方法进行治疗。通常使用石膏来固定1周左右。不过，鹰嘴骨折通常会被肱三头肌肌腱牵引移位，因此需要进行外科手术。为了最大限度地降低手臂僵硬，一旦拆除石膏后，则必须马上开始进行有针对性的理疗锻炼。

前臂骨径骨折

急救

必须使用充气夹板固定前臂。如果没有专用的夹板，也可以使用木板固定手臂。冰敷受伤的部位。

治疗

前臂受伤可以通过石膏固定或手术进行治疗，具体取决于骨折的类型。石膏固定应该要保持大约5周；在手术后前臂通常很快就可以活动。

筋膜室综合征

受伤后可能发生水肿，尤其是骨折时。骨折产生的压力将会压迫到血管和神经，从而导致局部供血不畅和神经痛。如果出现这种情况，需要尽快进行外科手术缓解压迫。使用石膏的方法不当还可能会导致筋膜室综合征。

手腕骨折

手伸出或弯曲时摔倒可能会导致手腕严重受伤。在大部分情况下，手腕骨折通常都会影响到桡骨。

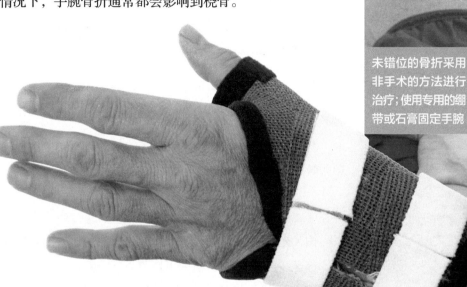

未错位的骨折采用非手术的方法进行治疗；使用专用的绷带或石膏固定手腕

急救

手腕骨折的症状包括清晰可见的手腕变形、关节肿大以及疼痛肿胀。发生手腕骨折时，还必须首先使用夹板固定关节。如果可能的话，冰敷受伤的部位。

治疗

为了确诊必须拍X光片。简单、轻微的错位骨折使用石膏固定3~5周。错位骨折必须经常进行位置调正，如果有必要的话使用螺丝或板材固定。

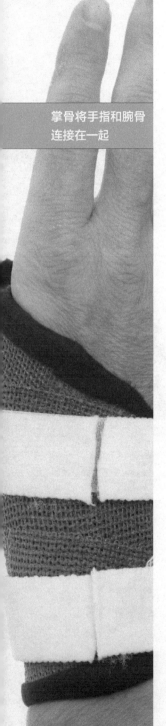

掌骨骨折

掌骨骨折通常是由直接创伤引起的，例如踩在躺在地面上球员的手上。尽管掌骨骨折可能非常疼，但是受伤的球员当时可能还可以继续进行比赛，因为手的活动性几乎不受影响。在掌骨骨折中，将小指和腕骨连接在一起的掌骨最容易受影响。

急救

与其他骨折一样，应该对受伤的部位进行紧急夹板固定和冰敷处理。受伤的手应该被垫高。

治疗

拍X光片能够准确地诊断骨折的情况。如果出现简单骨折，这至少要在夹板的辅助下恢复3个星期。如果出现复杂骨折或者错位骨折，则必须进行手术或上螺丝。拆除夹板后，在理疗锻炼的帮助下恢复手指的活动能力。

手指伤害

守门员通常受到手指伤害的影响。手指受伤包括扭伤、肌腱错位导致的脱臼、韧带受伤和骨折。在足球场上很难分辨手指受伤的具体类别，需要到医院拍X光进行确诊。

急救

可以根据拇指朝异常方向过度活动来诊断韧带是否损伤。如果拇指过度向后歪，则就是所谓的"守门员的拇指"（请参见第12页）。首先要做的是进行固定。

可以根据近端指间关节变形来诊断指关节脱臼。经过恰当训练的医学助理能够当场牵引手指使其复位。然后应该马上使用手指夹板进行固定（层叠夹板或热塑夹板；如果没有的话，也可以采用木质压舌板进行固定）。

指尖弯曲是伸指肌肌腱撕裂的明确特征。在受伤后伸指肌肌腱无法再伸直手指。应该将受伤的手指完全放直，然后使用层叠夹板或热塑夹板固定。

医学提示

在手指受伤后使用胶带缠绕手指使其更快恢复，应该由有经验的医生或理疗师来完成。必须正确评估受伤程度，避免进一步损伤血管和神经。

治疗

如同其他类型的骨折，先通过拍X光片来确诊。应该使用石膏或夹板固定骨折的部位。如果发生复杂骨折，则需要进行手术或者使用螺丝固定。

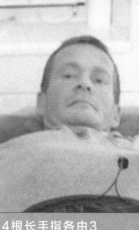

4根长手指各由3节通过关节连接起来的指骨组成（近端、中间和远端的指骨）

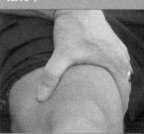

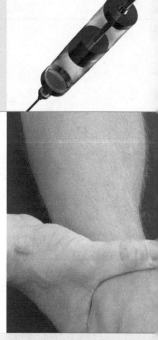

关注

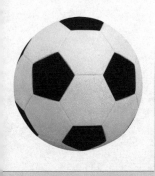

切忌心急！

在类似于骨折这样的严重受伤后，需要安静休息几个星期。在此期间，受伤部位的肌肉系统会发生明显的快速衰退。在恢复训练后需要一段时间来让肌肉能力恢复到以前的水平。对于骨折而言，完全有必要休息这么长时间来让骨头完全愈合，让身体条件能够再次满足足球运动的强度。

这就是为什么重返球场是急不得的。如果急于让身体超负荷工作而在两天后再次受伤，这对球队没有任何好处。

- 骨折后的紧急措施包括上夹板、冰敷、固定和抬高。
- 骨折后必须拍X光片以便准确诊断。
- 非错位骨折采用非手术方式进行治疗。
- 复杂的错位骨折需要进行手术。

第4章
下半身损伤

双腿是足球运动员最为重要的资源，因此必须给予相应的重视。在运动的时候不可避免偶尔出现肌肉、肌腱和韧带过度拉伸的情况。不过，在足球场上更加严重的是骨头受伤，尤其是小腿更容易受到伤害。

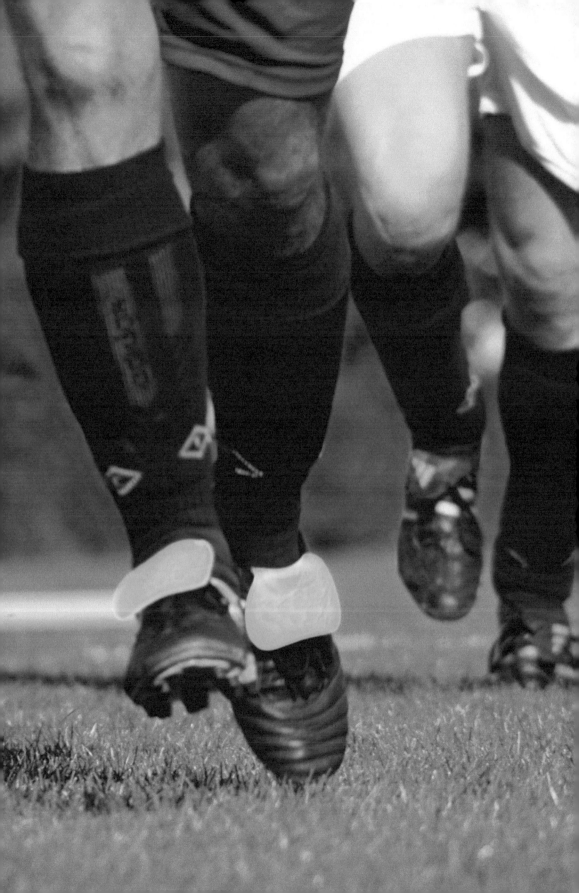

4.1 臀部和骨盆

挫伤和骨折

骨盆和臀部关节将脊椎连接到大腿上。由于它们被肌肉包围，保护得很好，因此很少受到严重伤害。如果真的发生伤害，则是由摔倒或者被对手踢中导致的。万幸的是，在大部分情况下，骨盆和臀部受伤都是挫伤等只感到疼痛并不妨碍运动的轻微伤害，耻骨、骨盆环或股骨颈骨折均极其罕见。

急救

如果出现渗血的瘀伤，当务之急是进行冰敷，然后运动员就可以返回赛场了。严重的盆腔和臀部损伤则是另一回事。很难看到像瘀伤或肿胀这样的外部症状，但是会有一股强烈的压力或者压迫疼痛辐射到下腹和背部。由于疼痛剧烈，比赛不可能继续进行。内出血可能会导致休克，其症状通常包括脸色苍白或出冷汗（见下一页）。如果怀疑臀部或盆腔发生骨折，应该尽早让患者平躺在急救车中，然后运送到最近的医院。如果出现休克症状，必须马上进行恰当的急救措施。

治疗

通过拍X光片和电脑X线断层摄影术来确诊受伤的严重程度。非错位性的稳定骨折不需要进行手术就能愈合，但是错位骨折和关节骨折则需要进行手术。

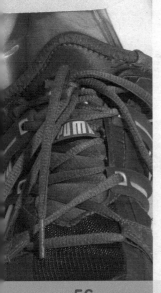

骨盆是由几块骨头组成的稳定性环圈。骨盆的上部保护肠子，而下部保护生殖器官、膀胱、尿道和直肠

休克

症状
- 焦虑，紧张不安
- 皮肤苍白
- 皮肤湿冷出汗
- 颤抖和发抖
- 随着病情的发展，会出现嗜睡甚至可能失去意识

急救措施
- 拨打120急救中心寻求帮助
- 照顾安慰患者，使其提起精神
- 让患者躺下，并盖上温暖的毯子
- 抬高患者的双腿

4.2 大腿

与骨盆一样，大腿有非常多的肌肉提供保护，因此通常不会受到严重伤害。不过，轻微的大腿受伤占到所有运动受伤的10%以上。浅表性受伤最为常见，比如擦伤或划伤。疼痛的瘀伤（参见第8页）也并不少见。肌肉同样免不了受伤，例如扭伤、纤维和肌肉撕裂。

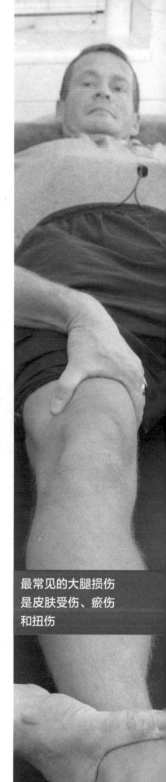

最常见的大腿损伤是皮肤受伤、瘀伤和扭伤

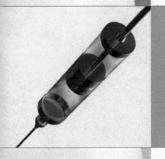

内收肌扭伤

内收肌是将大腿向身体中心内收的几块肌肉的统称。这些肌肉的附着点是盆骨，然后连接到股骨。在足球运动中内收肌承受巨大的压力。肌肉、肌腱和肌腱附着点负荷过大通常导致微损伤，而这种损伤可能引起炎症，尤其是耻骨附着点的敏感骨膜。

突然快速加速会让内收肌承受过大的负担

医学提示

儿童和少年运动员在出力时持续的疼痛辐射到大腿并下至膝盖时，不应该马上简单地认为是负担过大或者生长性疼痛。专业的医学检查能够查明罕见但严重的损伤，比如髋脱离或者股骨头缺血性坏死。

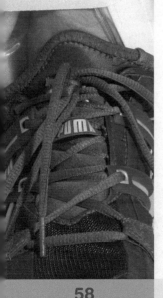

急救

内收肌拉伤的典型症状是腹股沟下方、大腿内侧上方和耻骨处出现压痛。而且检查员从大腿内侧托住并从外侧向内推伸直的腿时会导致疼痛。在不久后，将会出现瘀伤，而在某些情况下还可以摸到肿块。受伤的运动员能否返回比赛取决于伤情的严重程度。冰敷受伤的肌肉能够缓解疼痛。

治疗

受伤的运动员必须最少休息3个星期。如果转变成慢性疾病，可能需要休息更长时间。运动员只能在痊愈后才能返回训练。

物理治疗和激光治疗能够促进痊愈。应该避免使用曾经广泛使用的可的松。

肌肉附着点撕脱骨折

在不协调的防守动作中，尤其是爆发性加速导致突然过度拉伸肌肉时，前髂骨的各块大腿肌肉的肌腱附着点可能撕脱小块的骨头片。通常是年轻的球员容易受到这种骨头性肌腱撕脱的影响。

轻微的撕脱骨折，如果发生在脚踝外侧，通常不是很疼，这就是为什么在少数情况下运动员能够负伤完成比赛。

急救

在前髂骨发生的骨头性肌腱撕脱的症状使受影响的肌肉和骨头出现强烈的压痛，这就是为什么受伤的运动员必须停止比赛。受伤的运动员必须停下来休息，并送往创伤门诊部进行进一步治疗。

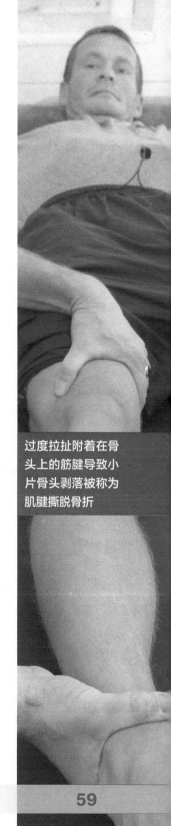

过度拉扯附着在骨头上的筋腱导致小片骨头剥落被称为肌腱撕脱骨折

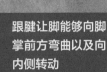

跟腱让脚能够向脚掌前方弯曲以及向内侧转动

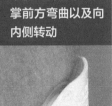

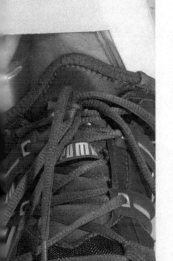

治疗

通常采取非手术方法进行治疗，需要将受伤的腿摆放成放松姿势。如果出现严重的错位，则需要进行手术，用螺丝将骨头碎片固定回到原来的位置。

4.3 跟腱

就像希腊神话中英雄阿喀琉斯一样，对足球运动员而言连接脚跟和小腿肚的跟腱同样是特别脆弱的地方。

40年以前，跟腱受伤是足球运动员的祸根，即使在今天，跟腱发炎和撕裂仍然高居榜首。不过现代的治疗技术能确保运动员快速恢复并返回赛场。

跟腱发炎

担心跟腱撕裂是运动员的普遍心理。不过，对于必须持续满场跑动的足球运动员而言，这种严重的伤害并不是很常见，而足球运动员更应担心的是身体健康。绝大多数运动员在跟腱完好无损的情况下就退役了。

此外，只有在30岁后跟腱撕裂的风险才会上升，而且这也仅是在跟腱已经多次轻微损伤的基础上发展而来的，比如轻微的撕裂和磨损。健康的跟腱非常坚固而且很有弹性，只有在非常严重的事故中才会发生撕裂，不会因为对手的猛烈截球或者场上扭伤就会导致跟腱撕裂。

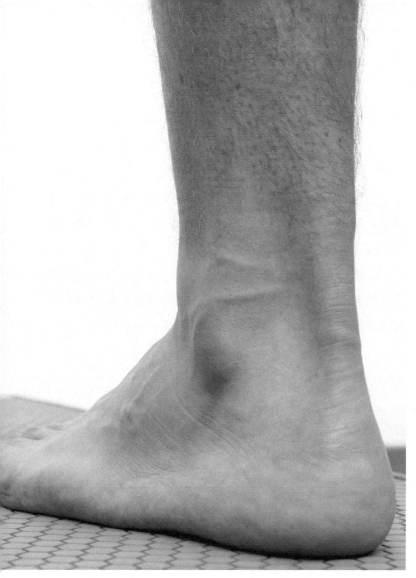

　　足球运动员更容易碰上的是跟腱或腱周组织发炎，其症状为慢性的长期疼痛或者在比赛期间的剧烈疼痛。负载过度疾病的常见症状还包括运动时的局部疼痛在恢复期会消失，赤脚跑步会增加疼痛，而较高的鞋跟能够缓解疼痛。

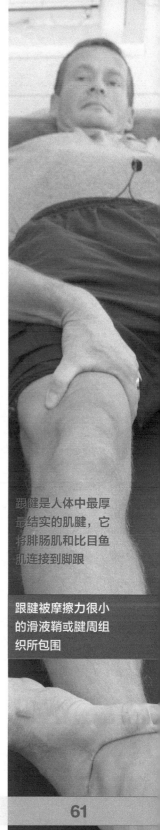

跟腱是人体中最厚最结实的肌腱，它将腓肠肌和比目鱼肌连接到脚跟

跟腱被摩擦力很小的滑液鞘或腱周组织所包围

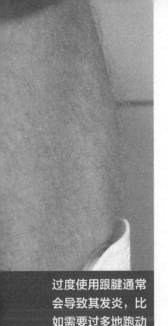

过度使用跟腱通常会导致其发炎，比如需要过多地跑动和跳跃的运动

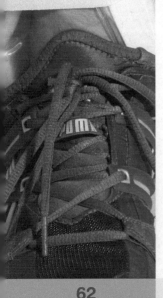

急救

通常会在脚跟上方出现非常明显的肌腱肿胀。经验丰富的球队医生通过拿捏能够识别受伤的类型，因为肌腱对疼痛非常敏感。当脚伸直或弯曲时疼痛点会移动，因此能够非常准确地确定患处。不过，对于滑液鞘炎症，疼痛的来源不会那么容易定位。

受伤后运动员应该马上离场，以免导致肌腱的炎症加重。冰敷和缠绕可以分担跟腱负载的特殊胶带能够缓解疼痛。在足球场上不能得到最终的确诊结果。

导致肌腱发炎的因素

- 非常不合脚的鞋袜
- 不正确的训练方式，尤其是过快地增加强度或运动量
- 不恰当的热身运动
- 灵活性不足

治疗

在炎症的急性阶段，固定和休息是最有效的治疗方法。停训期必须达到4~8周。使用高跟鞋纠正跟腱是不错的办法。后跟楔能够通过减少张力来分担肌腱的负载。

跟腱发炎通常都是由小腿肌肉系统发育不完善引起的，因此需要针对性地加强小腿肌肉系统。为此，一种简单的方式是用脚尖站立在台阶的边缘，从而让脚跟能够自由移动。在这样做的时候抬起脚跟，有意收缩小腿肌肉，然后将脚跟降低至开始位置。

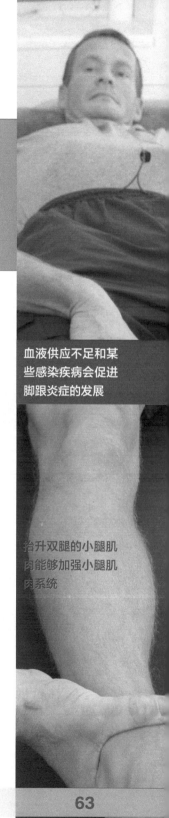

为受伤的脚跟提供紧急护理后，下一步就是确定问题的根源，避免旧伤复发，从而延长运动员的职业生涯。由于脚的站姿不正确或者小腿肌肉发育不全或过短，跟腱的负载受力通常是不对称的。随着时间的推移，这种情况会导致跟腱负载超标，只要发生轻微的损伤就会触发局部炎症。不过，可以通过一些相对简单的措施来解决问题。例如可以通过专门的纠正治疗来解决脚的站姿错误，以及可以通过一些高效的运动来轻松加强发育不良的小腿肌肉系统。

如果发生跟腱炎症，那么可的松通常是最佳的治疗方法。但这种药物在体育界中名声不好，因为滥用这类药物会导致跟腱撕裂反复发作。

血液供应不足和某些感染疾病会促进脚跟炎症的发展

抬升双腿的小腿肌肉能够加强小腿肌肉系统

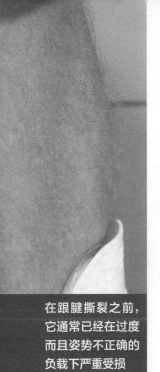

可的松会损害肌腱组织是存在的事实，它会在跟腱的表面形成"薄层剥落效果"。但是这并不意味着永远不可以使用它，如果不将可的松注射到肌腱中，而只是注射到周围组织里，这样做也足以抑制住炎症。

肌腱撕裂

跟腱撕裂对运动员而言无异于晴天霹雳：在全力加速的时候，跟腱撕裂时会发出绳子断裂般的响声。后小腿肌肉系统不再与脚部相连，因此不能再跑动，这就是为什么跟腱断裂通常意味着受伤运动员的运动生涯结束了。

肌腱撕裂的症状

- 撕裂时发出清晰可辨的声响
- 脚跟部位出现剧烈、通常是穿刺性的疼痛
- 不能以脚尖站立
- 在脚跟的上部形成肿块

即使处于休息状态，跟腱仍然受到很大的拉力。肌腱附着在肌肉上，而且至少受到两端肌肉的牵引。如果肌腱断裂了，受影响的肌肉立即向另一端收缩。如果跟腱发生断裂，那么小腿肌肉会突然向膝盖后方收缩。

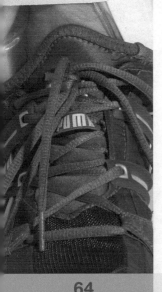

在跟腱撕裂之前，它通常已经在过度而且姿势不正确的负载下严重受损

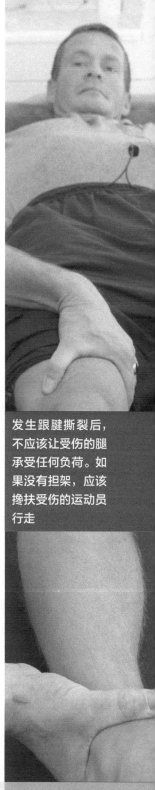

在绝大多数情况下，跟腱会从最窄处断裂。在此处，跟腱的血液循环最差而且供血量最少。您可以摸到这个部位：在脚跟骨后缘上方大约5厘米处。

此外，还会出现不同程度的瘀伤。瘀伤的程度取决于跟腱断裂的位置。跟腱组织本身的血液循环相对较差。如果大量出血，则表明肌肉或者周围的组织受到影响。

急救

如果跟腱已经完全断裂，那么当场就可以基本确定诊断结果。在脚跟上方可以清楚看到肿块。

由于小腿肌肉收缩，脚再也不能主动地向下伸。此外，受伤的脚也不能用脚尖站立。脚踝后面通常出现肿胀。跟腱撕裂的急救措施和急性肌肉损伤一样：冰敷脚跟和小腿肚，固定并抬高受伤的腿。

对于任何跟腱受伤情况，都应该使用止痛剂。因为跟腱断裂可能会异常疼痛，即使受伤的运动员描述为腿部麻木而不是疼痛，也应该将受伤的运动员送往最近医院的急诊部门。

发生跟腱撕裂后，不应该让受伤的腿承受任何负荷。如果没有担架，应该搀扶受伤的运动员行走

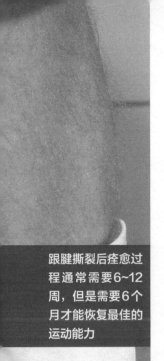

跟腱撕裂后痊愈过程通常需要6~12周，但是需要6个月才能恢复最佳的运动能力

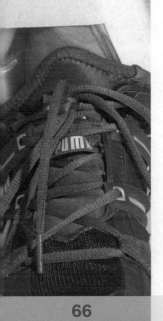

治疗

跟腱撕裂应该尽快进行手术，否则肌腱会失去灵活性，让恢复过程变得更难。对于精英球员而言尤为如此，因为他们需要尽快开始康复训练。职业足球队的运动员通常在跟腱撕裂后的数小时之内进行手术。

之前在手术后运动员需要打石膏长达12周，让脚保持伸直；而现在在专用矫正靴的帮助下，手术不久后运动员就能适度活动了。无负载情况下的灵活性训练是恢复过程的早期内容，这样做是为了避免跟腱与周围组织发生粘连。在完全恢复运动能力之前，可能需要6个月时间的康复。

对于年龄比较大的业余运动员，总体趋势是尽量避免手术，如果不进行手术，跟腱完全恢复到最佳水平可能需要整整一年时间。在以前将跟腱缝合是难以置信的，但是事实证明在新的治疗方法的帮助下缝合非常有效。

4.4 小腿

小腿最常发生的伤害是瘀伤以及皮肤和肌肉损伤。如果骨头未断裂而出现明显的肿胀和难以忍受的疼痛，那么很可能是筋膜室综合征（参见第48页）导致的。所以小腿骨折的发生率在不断下降，因为运动员在训练和比赛时会穿上护腿，即便如此，小腿骨折仍然占到足球运动员所有骨折的10%左右。

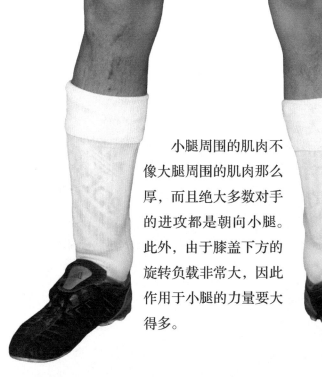

小腿周围的肌肉不像大腿周围的肌肉那么厚，而且绝大多数对手的进攻都是朝向小腿。此外，由于膝盖下方的旋转负载非常大，因此作用于小腿的力量要大得多。

穿戴护腿能够降低小腿骨折的风险

急救

小腿骨折的症状包括剧烈难忍的疼痛；腿不能移动和承重。错位骨折从外面就能看到，必须马上给受伤的腿上夹板，固定的部位必须超过脚踝和膝盖。任何足够直、足够长的材料都可以用来充当夹板，并用绷带绑住。开放性骨折首先要用无菌敷布盖住，然后再上夹板。初步处理后应该将受伤的运动员送至医院。

治疗

在特殊案例中，可以采用非手术方法治疗小腿骨折，但是绝大多数案例都需要进行手术治疗；因为手术能够让相邻的关节更快恢复活动，从而避免过度的肌肉衰退。

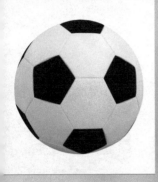

关注

原因和影响

如果运动员频繁出现大腿肌肉扭伤，那么建议对腰椎进行全面检查，因为它是刺激下肢神经的根源。如果神经传导过程受到影响，例如由椎盘损伤所导致，那么将会损害到大腿肌肉系统的功能。当然，问题通常都不是椎间盘突出引起的。即使组织的轻微肿胀（椎间盘突出的前期）都会强烈地刺激到周围的神经，从而导致肌肉系统的张力发生改变。不管是谁，只要真的得了腰椎间盘突出，就永远别再想穿上球鞋！

- 强壮的肌肉保护盆骨和大腿避免受到严重伤害。
- 磨损和撕裂伤害通常可能导致跟腱断裂。
- 后跟楔形垫有助于缓解跟腱发炎导致的疼痛。
- 受到过良好训练的小腿肌肉可以将跟腱的压力转移。
- 护腿有助于防止小腿受伤。

第5章

膝盖、脚踝和脚容易出问题的部位

本来就非常脆弱的膝关节在足球场上还要面临一些严峻的挑战。膝盖损伤导致许多足球运动员提前退役。与对手发生碰撞导致了磨损和撕裂症状，这是关节损伤的元凶。加速冲刺和突然停止动作是膝盖损伤的帮凶。接下来，我们将介绍最常见的膝盖和足部损伤以及经过实践检验的治疗方法。

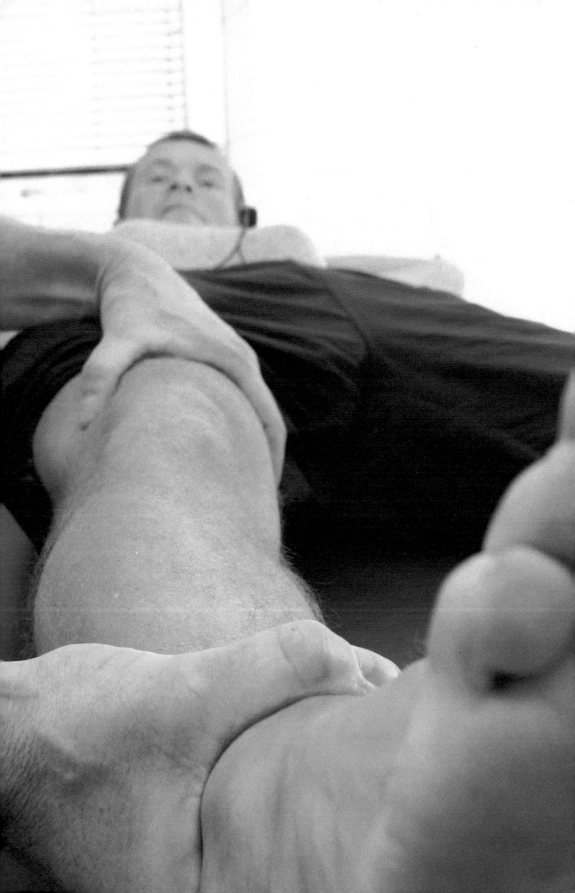

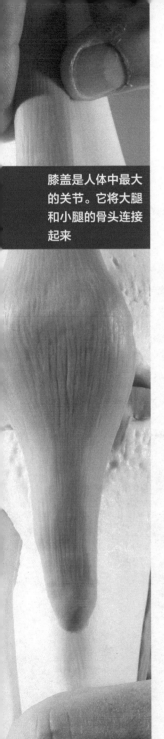

5.1 膝关节

膝盖和脚踝在足球运动中是最容易频繁受伤的，这是由关节的结构和生理特征决定的。膝关节是将大腿和小腿骨头连接起来的、侧向灵活性极其受限的枢纽关节。因为股骨的关节表面是圆的，因此不能很好地适应胫骨的扁平关节。内侧半月板和外侧半月板起到缓冲和稳定作用。侧向稳定性由外侧副韧带和内侧副韧带提供。

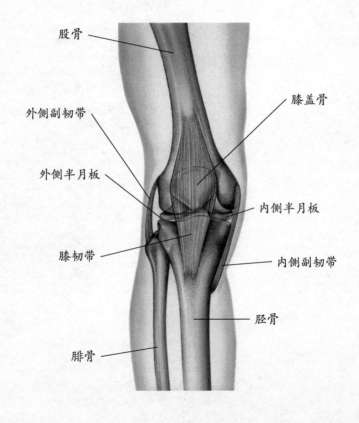

股骨

膝盖骨

外侧副韧带

外侧半月板

内侧半月板

膝韧带

内侧副韧带

胫骨

腓骨

它们防止膝盖在伸直的时候过度伸展以及扭伤小腿。在关节内部，前十字韧带和后十字韧带连接到胫骨上，而且在扭转时确保稳定性。膝盖骨、股四头肌肌腱和膝盖骨韧带共同防止膝关节过度伸展。

膝盖内部损伤

术语"膝盖内部损伤"涵盖几种膝盖损伤。这是因为各种膝盖损伤通常不容易区分。膝盖内部损伤包括前十字韧带和后十字韧带撕裂、半月板撕裂以及软骨插出。

膝关节在完全伸展的状态下非常稳定，此时韧带和肌肉处于收缩状态。不过，当膝关节弯曲时韧带会放松，而且膝关节变得脆弱。摔倒、被对手踢中或者单脚支撑时进行扭转动作是导致膝盖损伤的最常见原因。

挫伤和扭伤

膝盖的挫伤和扭伤非常常见，不过幸运的是，它们是无害的小损伤。挫伤由被对手直接踢中或者摔倒所导致，而扭伤是过度扭转膝关节导致的。

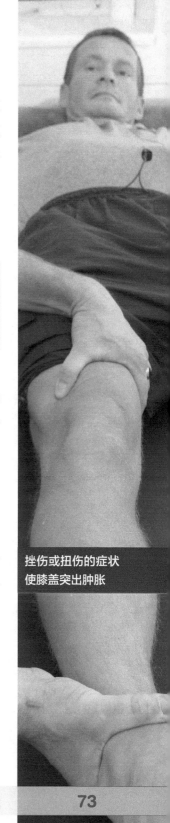

挫伤或扭伤的症状
使膝盖突出肿胀

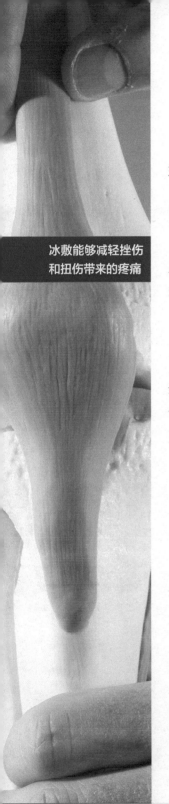

冰敷能够减轻挫伤
和扭伤带来的疼痛

挫伤和扭伤都会非常疼痛，而且通常伴随着肿胀、渗血以及活动受限，而这也是更加严重的骨头或韧带损伤的症状。球队医生或者有经验的理疗师现场就可以诊断挫伤和扭伤。

急救

立即冰敷膝盖，然后涂抹运动治疗药膏并使用敷布按压。如果膝关节足够稳定，而且能够有效缓解疼痛，那么运动员可以咬紧牙关重回赛场。

治疗

看似无害的损伤在后来可能会变得更加严重。如果小毛病不能完全康复，请去看运动治疗医生或者外科医生。通常情况下，关节内出血要在受伤数小时后才会变得明显。内出血可能是膝盖内部损伤的征兆，如十字韧带断裂。

外侧韧带损伤

向前伸并同时扭动小腿会给内侧副韧带带来巨大的压力，而向内扭转小腿通常会导致外侧副韧带损伤。在大部分情况下，都会导致外侧的韧带扭伤，而且附着点尤其疼痛。如果外部力量过大，还可能会导致韧带断裂。

急救

常规的治疗方法是冰敷和使用按压绷带。通过测试侧向稳定性来区分是不是扭伤。测试可以当场进行。如果发生韧

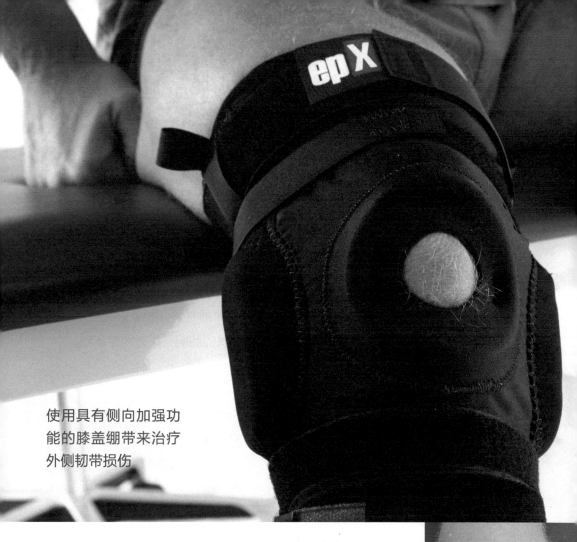

使用具有侧向加强功
能的膝盖绷带来治疗
外侧韧带损伤

带断裂，膝关节既不能向外弯曲（内侧副韧带断裂）也不能
向内弯曲（外侧副韧带断裂）。韧带断裂的其他症状包括肿
胀和疼痛。

治疗

关节内侧韧带断裂带来的疼痛可能长达6个星期。在一
些情况下，应该考虑使用活动夹板来固定患处。仅当外侧韧
带完全从骨头上撕裂下来，才需要进行手术。

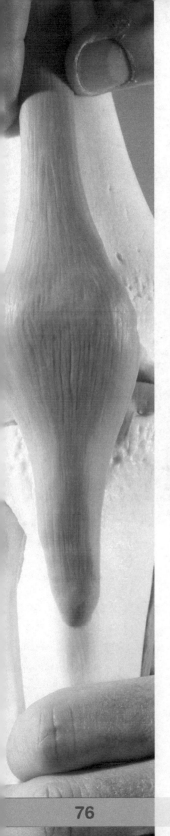

十字韧带断裂

前十字韧带断裂是耳熟能详的严重损伤，同时意味着许多优秀的足球运动员提前退役。相反，后十字韧带是人体中最为坚韧的韧带之一，因此很少会受到损伤的影响。

对手截球导致十字韧带断裂的概率很小。最常见的原因是脚部固定的时候扭转膝关节，例如，对手绊住了运动员的脚，而惯性导致该运动员的身体朝相反的方向运动。如果前十字韧带断裂，而且膝关节弯曲的时候，胫骨可能会从股骨连接处向前脱出。受伤的运动员能够明显感觉到站不稳。

关节腔积液

关节腔积液是指关节内的液体增加。滑液渗透到关节腔中导致关节积血或化脓，从而引起关节肿胀疼痛。十字韧带断裂通常伴随着膝关节的关节腔积液。

十字韧带断裂通常伴随着关节内部出血，出血通常会在事故发生数小时后，所以通常在第二天才能发现。根据经验，关节内部出血可以判定为十字韧带断裂，除非关节镜检查或者核磁共振成像另有确诊。

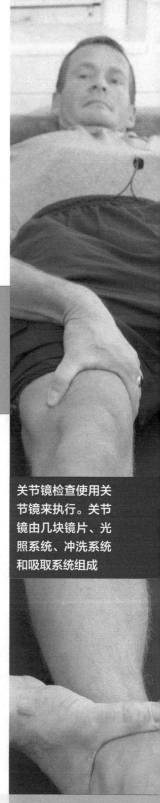

急救

如果发生十字韧带断裂，需要冰敷膝盖并使用按压绷带减轻膝盖的负担。由于这种受伤比较严重，所以受伤的运动员无法继续进行比赛。受伤的运动员必须马上送往医院的急诊部门，而且要在第二天检查关节内部是否出血。

训练提示

在进行任何体育活动之前，必须对肌肉进行良好的热身运动。通过改善协调能力也能够极大地降低受伤风险，例如，参加跳高或跑步训练。接受过良好训练的强壮大腿肌肉还能够保护十字韧带。

治疗

关节镜检查（微创手术）能够清楚地看到受伤的严重程度。与核磁共振成像和CT图像不一样，它不仅能够提供静态图像，还能够进行力学稳定性检查，因此能够诊断出是纵向撕裂还是部分撕裂。与完全撕裂不一样，十字韧带通常在股骨的上部附着处断裂，部分撕裂不会导致关节不稳定。对于复杂的损伤，内侧半月板和内侧副韧带也会受到损害。

与经典的十字韧带缝合手术（即将断裂的韧带缝回原处）一样，肌腱转移技术也越来越受欢迎。在该过程中，使用一根膝韧带或者半腱肌肌腱（大腿中的筋腱）完全代替撕裂的十字韧带。在关节镜检查期间，将所更换的筋腱固定在

关节镜检查使用关节镜来执行。关节镜由几块镜片、光照系统、冲洗系统和吸取系统组成

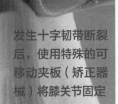

发生十字韧带断裂后，使用特殊的可移动夹板（矫正器械）将膝关节固定

骨头上。由于肌腱转移技术就长期而言效果不错，因此运动员通常会选择这种手术方式。

在后期护理过程中，通常避免长时间完全固定。很早的时候就开始使用可移动夹板（矫正器械），允许受伤部位在一定的半径范围内活动，例如在10°~90°角范围内，在限制关节活动的同时避免了过度拉伸缝合的韧带。

接受常规的理疗训练恢复肌肉强度、协调能力和灵活性尤其重要。在大约6周后，运动员不需要拐杖应该也能够正常负重。对于低级别的运动员而言，至少要在3个月后才能恢复训练。

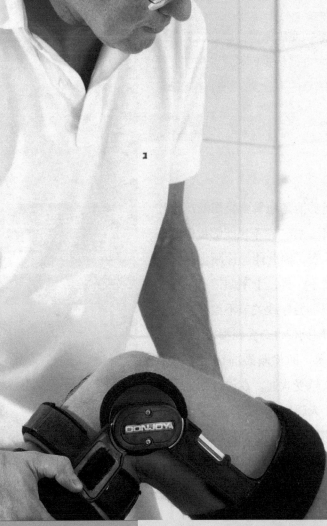

半月板

只要膝盖受伤，内侧半月板几乎是免不了受到影响的，因为它和内侧副韧带牢固相连而不能产生旋转运动。除非之前因为磨损或撕裂导致组织受损，否则不会发生半月板断裂。半月板由类似于软骨的、血液供应很少的组织构成。由于营养供应不足，因此哪怕是20岁的运动员，半月板磨损和撕裂也是很常见的。

半月板受伤的分类

- **根据位置**
  前三分之一
  中三分之一
  后三分之一
- **根据撕裂的类型**
  垂直
  水平
  对角
  篮柄形
  耳垂形

急救

冰敷受伤的部位。半月板受伤的症状包括膝盖内部出现块状物体和发出咯咯响声。在旋转小腿的时候按压关节之间

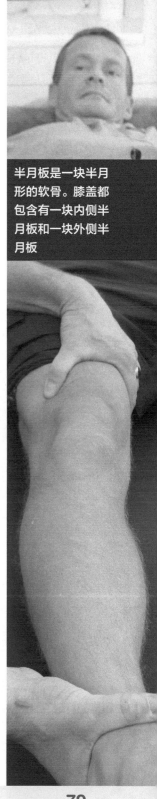

半月板是一块半月形的软骨。膝盖都包含有一块内侧半月板和一块外侧半月板

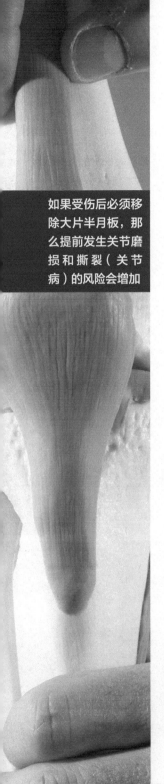

的部位有痛感表明内侧半月板撕裂。应该将受伤的运动员转移至医院进行治疗。

治疗

为了排除骨头受损，必须给膝盖拍X光片。如果怀疑发生半月板撕裂，则需要使用关节镜进行确诊。

如果断裂的半月板碎片靠近供血充足的关节囊，那么可以在进行关节镜检查的时候缝合。不过，这是非常罕见的情况。半月板断裂通常是磨损引起的，而且通常影响到半月板供血不足的部位。对于这种情况，在进行关节镜检查的时候只能将半月板碎片取出。如果没有严重的二次损伤，很快就可以恢复训练（4周后）。

膝盖受伤

必须将膝盖骨折和脱臼与常见的挫伤区分开。骨折和挫伤是由摔倒或者与其他运动员碰撞引起的，脱臼（膝脱臼）很少是单由事故所导致的。在大部分情况下，膝盖通常已经出现肌肉失衡或者膝盖变形的征兆。发生膝盖脱臼时，膝盖骨从侧边插出。这通常会伴随着软骨插出和关节腔出血。

膝脱臼症状

- 膝盖骨明显变形
- 膝盖肿胀
- 剧烈疼痛
- 膝盖无法移动

急救

如果发生膝盖挫伤、脱臼和骨折，先对受伤部位进行冰敷，然后使用夹板固定。如果怀疑膝盖骨折或脱臼，应该将运动员送至医院。

治疗

如果软骨组织受到影响，而且伸肌系统大体稳定，那么只需要将膝盖骨推回原位，这通常在麻醉下进行。如果肿胀非常厉害，则需要刺穿关节，然后固定膝盖3~6周。

膝盖骨骨折的症状

- 马上发生疼痛
- 膝盖前方发生明显的肿胀
- 腿无法承重
- 膝盖无法伸直

我们通常能够区分纵向和对角膝盖骨骨折。后者尤其严重，因为股四头肌肌腱在一侧牵引，而膝盖骨肌腱在另一侧牵引，从而导致骨折的部位裂开。通常能够从外部触摸到骨折，这需要马上进行手术。不过，非错位纵向骨折可以采取保守的治疗方法：骨折打石膏就可以痊愈，不需要进行手术。

在大部分情况下，膝关节都需完全固定一小段时间。应该尽快进行理疗锻炼，尤其应系统训练大腿的肌肉。

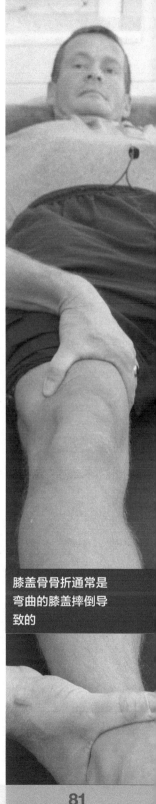

膝盖骨骨折通常是弯曲的膝盖摔倒导致的

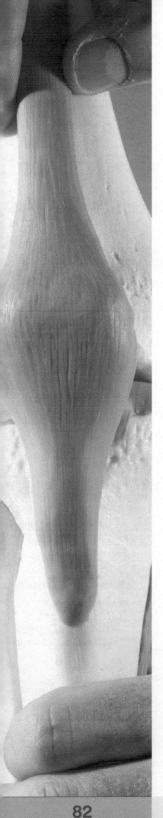

5.2 脚踝和足部

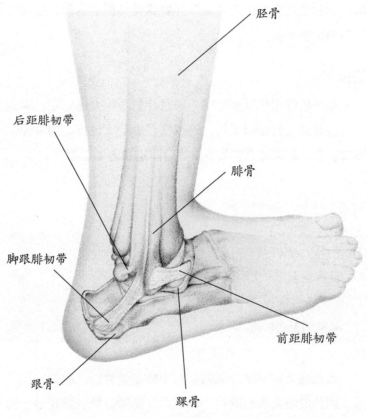

胫骨

后距腓韧带

腓骨

脚跟腓韧带

前距腓韧带

跟骨

踝骨

　　踝关节将胫骨和腓骨连接到踝骨上。这是一个铰链关节，让脚尖能够抬高（弯曲）和放低（伸张）。结实的韧带和关节囊组织能够让关节保持稳定，防止脚倾斜。踝关节让步伐变得流畅。

挫伤和扭伤

踝关节通常会受到直接或间接外部力量导致的挫伤和扭伤的影响，但是不会影响到韧带或骨头，其症状包括肿胀和渗血。

营养提示

足球运动员需要加量摄入抗氧化剂。在体育活动期间，随着氧气呼入量增加，体内的氧化过程也要加快。抗氧化剂（如维生素C和维生素E）能够保护身体遭到自由基的破坏。

急救

首先应该让腿部得到休息，并使用弹性支撑绷带固定关节，然后进行冰敷。通常在几分钟后，症状就会得到明显的改善。如果疼痛可以忍受，则可以继续进行比赛和训练。

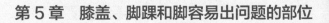

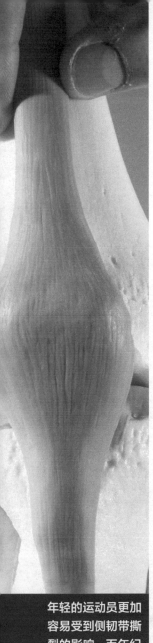

治疗

　　抬高足部并再次冰敷受伤部位，让肿胀消退。专用的运动药膏能够促进痊愈过程。如果这些措施不能够立即缓解疼痛，建议拍X光片，以排除骨头尤其是韧带损伤。

韧带撕裂

　　这种损伤是扭转脚踝导致的，而且通常会影响到所有3块侧韧带，而这些韧带从外侧踝延伸到脚踝和跟骨。根据受伤的严重程度，可能会发生一根、两根或三根韧带撕裂。

侧韧带撕裂的症状

- 快速而且明显的肿胀
- 渗血
- 疼痛
- 足部不能承重
- 脚踝"展开"：向内转动足部时，关节表面会分开

年轻的运动员更加容易受到侧韧带撕裂的影响，而年纪更大的运动员通常更容易受到侧踝骨折的影响

急救

　　对于挫伤和扭伤都使用相同的紧急护理措施，休息并抬高受伤的脚，如果可能的话，使用夹板固定，冰敷关节缓解疼痛以及减轻肿胀。应该将受伤的运动员送往医院进一步治疗。

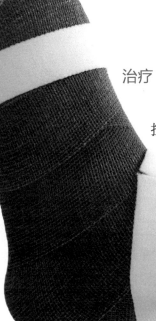

治疗

下一步是拍X光片，查明踝关节是仅仅扭伤还是韧带发生断裂。这能够显示出多少根韧带受到影响。

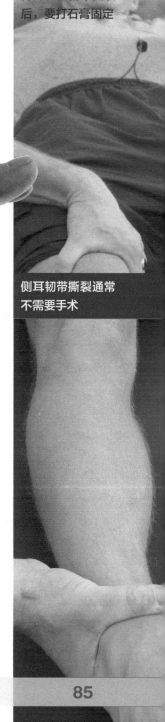

脚踝发生韧带撕裂后，要打石膏固定

侧耳韧带撕裂通常不需要手术

X光片检查应该尽快进行，确保及时提供正确的治疗方法，从而避免后来发生并发症（例如，过早出现关节病或者慢性关节不稳定）。

尽管在以前韧带撕裂通常都采用手术方式进行治疗，但是现在的治疗方式倾向于保守。如果出现大面积肿胀和剧痛，建议打石膏进行固定。此外，使用腋下拐杖确保重量未落在关节上。在大约14天后，当肿胀已经完全消退，则需要使用矫正器材大约4个星期，比如Aircast®牌的夹板。如果疼痛已经完全消失，脚就可以完全负载，但是如果疼痛没有完全消失，则需要使用矫正器材固定大约6个星期。

可以恢复训练。不过，在第一个训练期（大约6个星期）内，必须佩戴矫正器材，因为至少需要3个月韧带才能够完全负重。

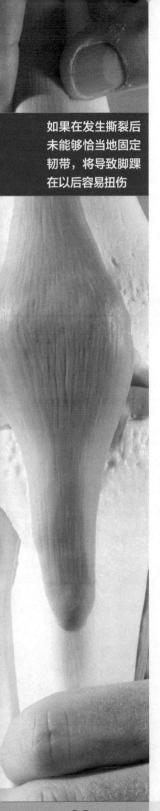

连续的治疗对未来的运动生涯非常重要。如果没有这些治疗，韧带就得不到恰当的固定，从而导致未来脚踝在轻微的事故中就会扭伤。此外，持续给关节施加不恰当的压力会引起软骨提前磨损（关节病），而且最终会导致恶化。

脚踝骨折

如果脚踝受到比扭伤或韧带断裂更严重的损伤，则可能发生骨折。脚踝骨折是运动治疗医生的诊室中最常见的损伤。根据受到影响的脚踝部位不同，脚踝骨折也有不同的类别。

脚踝骨折分类

1. 外踝骨折

    Weber A 型踝关节骨折

    Weber B 型踝关节骨折

    Weber C 型踝关节骨折

2. 孤立内侧踝骨折

3. 侧踝骨折和内侧踝骨折（双踝骨折）

4. 侧踝骨折、内侧踝骨折和后踝撕裂骨折（三踝骨折）

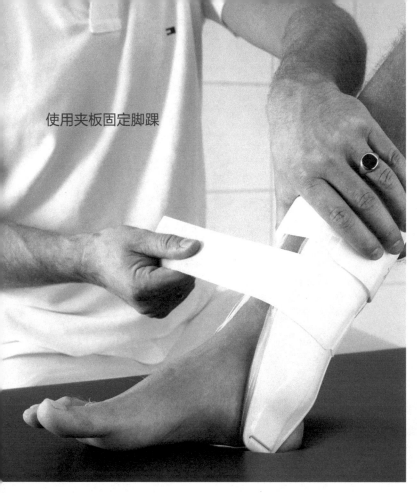

使用夹板固定脚踝

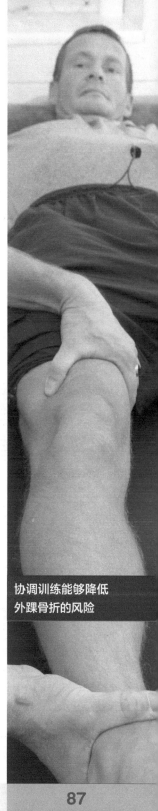

协调训练能够降低外踝骨折的风险

外踝骨折

急救

出现渗血通常会导致剧痛和明显肿胀。有时候，还可以清楚看到脚踝变形。外踝骨折将极大地限制脚的活动和弹性，所以受伤的运动员不能继续比赛。必须马上对受伤的脚踝进行冰敷，然后使用气垫夹板或者Aircast®牌夹板固定。不能让受伤的脚负重。必须将受伤的运动员送往医院的急诊部门并拍X光片。

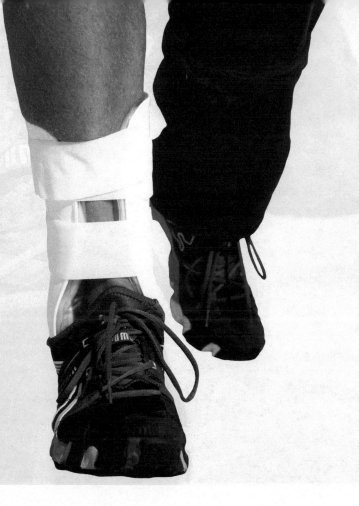

可以和运动鞋配合
使用的专用夹板能
够减轻脚踝的负载

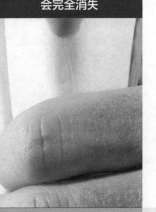

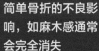
简单骨折的不良影
响，如麻木感通常
会完全消失

治疗

Weber A型骨折通常是在外踝部位出现非错位骨折，而治疗措施也通常比较保守。如果肿胀比较厉害，要先使用合成材料模型或石膏模型固定脚踝。当肿胀完全消失后，使用矫正器材进行固定（活动夹板），比如Aircast®夹板。根据恢复的情况，在6周后可以进行训练。

大部分外踝骨折都是Weber B型骨折，通常在外踝上方大约4厘米的部位出现对角或螺旋撕裂。非错位骨折可以采用保守的方法进行治疗。通常使用合成材料模型或者石膏模型固定脚踝6个星期。在此期间可以进行一些温和的理疗锻炼。由于踝关节受到石膏模型的阻碍，这影响到小腿肚肌肉的肌泵正常工作，因此小腿静脉存在形成血栓的危险，这就是为什么在固定期间每天要向皮下脂肪组织注射肝素。

错位的Weber B型骨折需要进行手术。必须使用螺丝或板材修复骨折。这种治疗的优点是能够更快获得灵活性，因为不需要使用石膏模型进行固定。

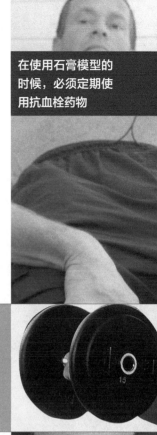

在使用石膏模型的时候，必须定期使用抗血栓药物

训练提示

前锋以及年轻的球员应该穿上两侧有固定的骨头保护器的护腿。这样的护腿能够保护脚踝免受直接踢伤，而且也比较灵活。

Weber C型骨折没有那么常见。在这种伤害中，腓骨骨折点位于联合韧带（连接外踝和胫骨的韧带）上方。

在Weber C型骨折中，联合韧带通常会断裂，因此通常需要进行手术。此外，必须将断裂的韧带进行缝合。正常情况下不需要使用石膏模型进行固定。

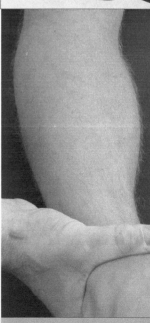

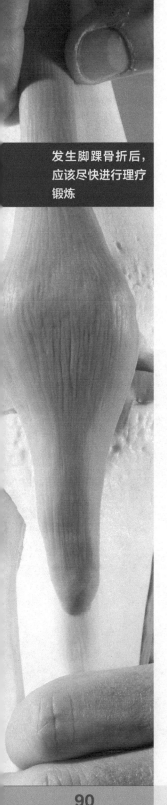

发生脚踝骨折后，应该尽快进行理疗锻炼

内踝骨折

内踝骨折可能是单独的或者伴随着外踝骨折。非错位骨折需要使用石膏和矫正器材大约6个星期。错位骨折必须恰当地将骨头复位，然后使用金属丝或螺丝固定。

后踝骨折

后踝撕裂骨折通常会伴随着外踝和内踝骨折。如果断裂的骨头片比较小（小于关节面的1/4）或者非错位骨折，则不需要进行手术。不过，比较大的骨头碎片或者错位骨折，则必须使用螺丝固定。

跗骨和跖骨骨折

尽管幸运的是脚踝和脚跟骨折在足球运动中都极其罕见，但是跖骨骨折却是很常见的。在大部分情况下，都是第五根跖骨受到影响，其原因包括扭伤脚踝和直接受力，比如被其他球员踢中。

急救

紧急措施包含冰敷受伤的部位以及去除脚部的负重。如果现场有经验丰富的人，他们可以帮助使用按压绷带。受伤的运动员必须马上送到医院的急诊部门拍X光片。

治疗

绝大部分骨折都是非错位骨折，因此只需要打石膏固定。在这种类型的骨折中，通常在小腿上打石膏。根据我们的经验，使用专用的合成材料定型拖鞋效果非常好。这能让脚踝保持活动，因此没有必要每天注射抗血栓药物。同时，脚部受到结实、加强的鞋底的保护。如果疼痛不是特别厉害，脚部很快就可以承受一定的重量。根据X光片的结果，固定需要保持5~6个星期。在该时期过去后，恢复训练时要缠绕运动胶带。错位骨折需要进行手术。

对于跖骨骨折，实践证明合成塑料绷带效果是最佳的

脚趾骨折

脚踇指骨折也可以使用定型拖鞋来治疗，但是其他脚趾发生骨折通常使用瓦状绷带缠绕固定。这涉及将骨折的脚趾和相邻的脚趾缠绕在一起进行固定。

关注

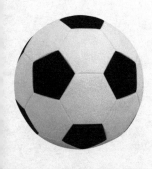

关心自己的健康

　　足球运动员最宝贵的资产就是双腿，好好保护双腿能够延长职业生涯。膝盖和脚踝受到严重伤害后就不可能真正恢复；它们会变得非常脆弱。年轻的运动员可以通过锻炼强壮的肌肉群来弥补这点，但是40岁以上的运动员，情况就大不相同了。

　　这就是为什么每个足球运动员在每次拦截时都考虑是否值得铲球，甚至在够不着球的情况下。专业的足球运动员会在这种犹豫中冒险，因为他们能得到丰厚的经济支持。不过，就业余运动员而言，健康总是要摆在首位的。

- 在足球运动中膝盖和脚踝损伤非常常见。

- 更好的协调能力能够降低受伤的风险。

- 活动夹板（矫正器材）对于膝盖损伤的帮助尤其大，它可以
  固定关节弯曲的程度。

- 使用石膏模型固定后，必须通过理疗锻炼来重新加强肌肉。

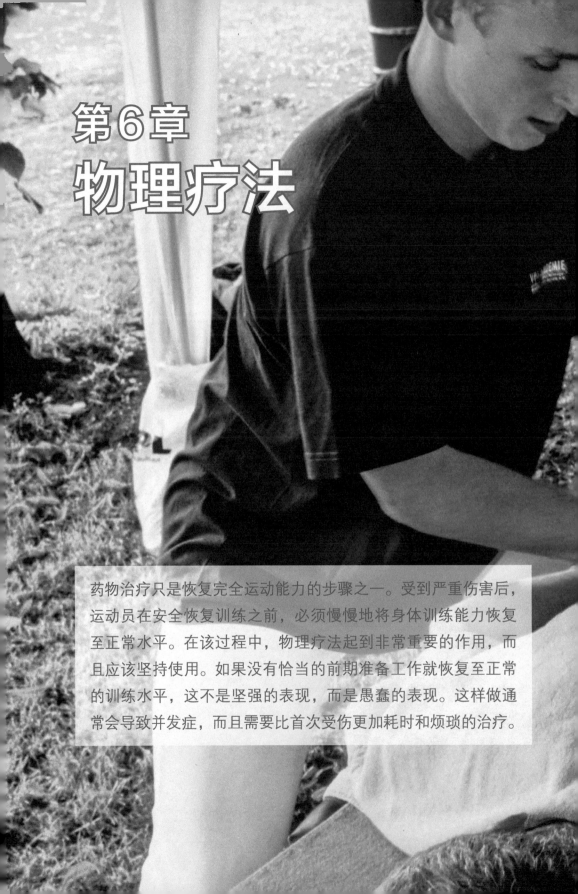

第6章
物理疗法

药物治疗只是恢复完全运动能力的步骤之一。受到严重伤害后，运动员在安全恢复训练之前，必须慢慢地将身体训练能力恢复至正常水平。在该过程中，物理疗法起到非常重要的作用，而且应该坚持使用。如果没有恰当的前期准备工作就恢复至正常的训练水平，这不是坚强的表现，而是愚蠢的表现。这样做通常会导致并发症，而且需要比首次受伤更加耗时和烦琐的治疗。

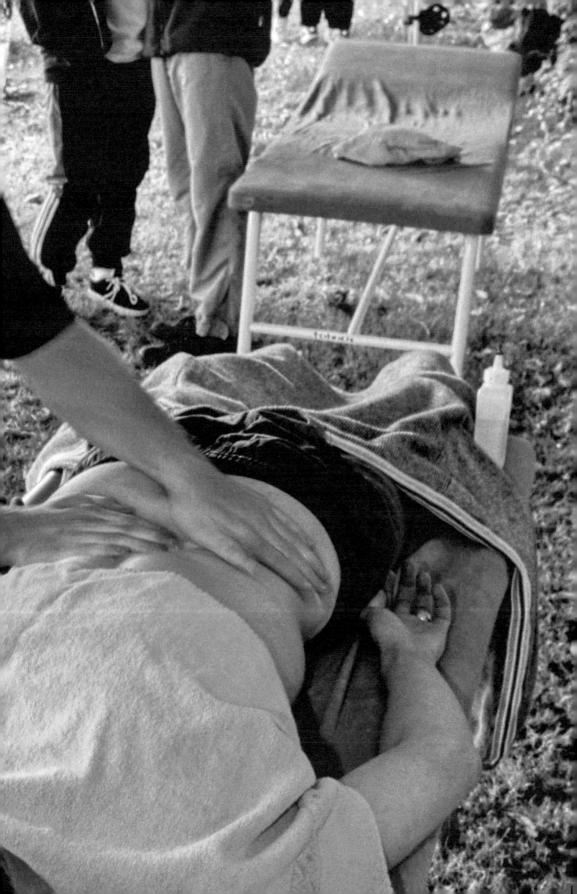

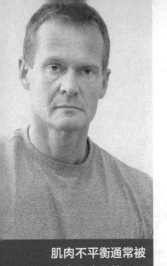

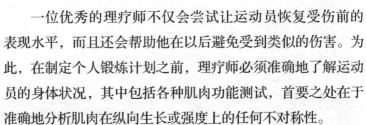
肌肉不平衡通常被认为是先天的，而不能有意通过补偿训练来克服

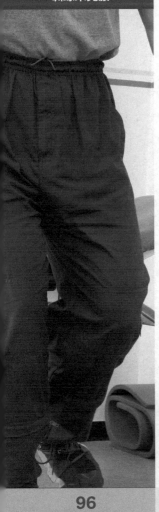

一位优秀的理疗师不仅会尝试让运动员恢复受伤前的表现水平，而且还会帮助他在以后避免受到类似的伤害。为此，在制定个人锻炼计划之前，理疗师必须准确地了解运动员的身体状况，其中包括各种肌肉功能测试，首要之处在于准确地分析肌肉在纵向生长或强度上的任何不对称性。

所有人都有"强势的一侧"。例如左脚可能比右脚更强，或者左臂比右臂更强。在很大程度上，这种不平衡在出生的时候就已经存在，在后来又偏向于使用强势的一侧肢体，从而建立起更加强大的神经连接和肌肉。

单侧用力可能对日常生活有好处，但是对足球运动员而言可能会造成问题。这种不平衡因素本身就可能导致各种各样的损伤。先天的畸形，比如弓形腿或者膝外翻则更加容易受到急性或慢性损伤。

本体感受训练

本体感受（自我感受）是指感受到相对于周围空间的身体运动。这种能力在需要的时候能快速调用。肌肉和关节中的感觉细胞作为接收和储存器官。本体感受可以通过特殊的训练来改进，例如使用平衡板。研究表明针对性的本体感受训练能够降低足球运动员的下肢损伤概率。

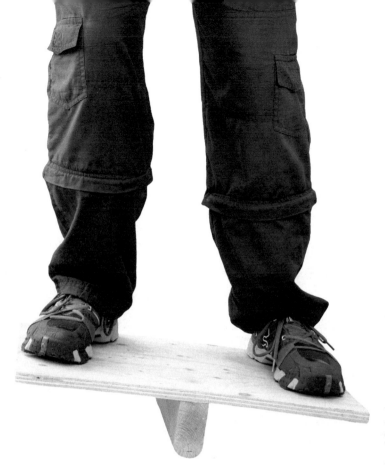

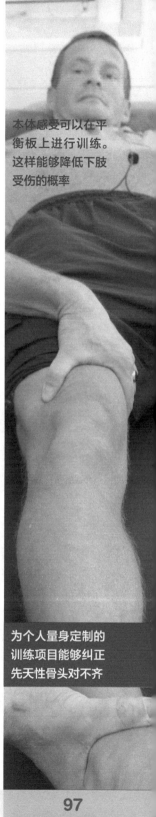

这些畸形不仅影响美观，还会导致关节内的骨头对不齐。在理想的情况下，骨头对不齐应该在儿童时期通过恰当的训练项目来纠正。在成年后，即使使用专门的加强训练项目也为时已晚，很难有效纠正严重的畸形。

另外，随着时间的推移磨损会影响到肌肉、韧带、筋腱和关节，而且这一过程至多只能减缓，但是不可能逆转。不过，也不要因此而丧气！现在您所采取的措施将决定年老后能否不需要辅助独立行走，或者是否因为严重的关节炎而需要依赖辅助设备才能行走。当您从足球场上退役后，您仍然需要健康的关节。

为个人量身定制的训练项目能够纠正先天性骨头对不齐

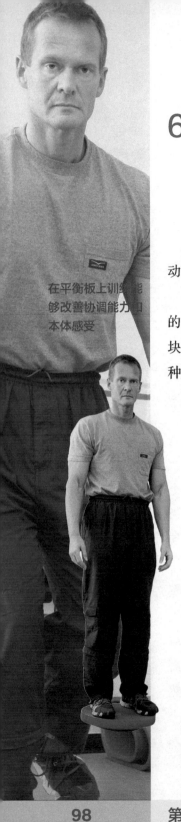

在平衡板上训练能够改善协调能力和本体感受

6.1 肌肉不平衡

肌肉在不同的场合工作方式不一样。

- 能够独立执行动作
- 能够在一系列运动中提供支持
- 能够起到制动效果，从而防止过度拉伸，对于保护运动中的关节或其他肌肉群非常重要

在一系列复杂的动作中出现的复杂肌肉互动的主要目的，是防止过度使用关节或肌肉而导致受伤。总而言之，每块肌肉不是单独工作的，而是作为一个团队相互配合，而这种肌肉互动就称为协调。

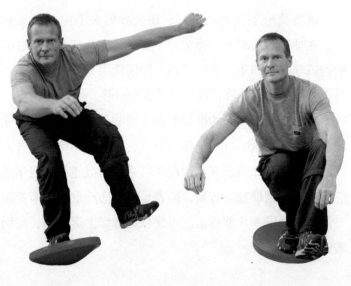

如果该团队中的一员过弱或者过强，那么自然而然就会影响到运动质量。其所导致的直接结果就是在有利条件下该产生的好表现却没有产生。长期而言，所有参加这种不协调运动的身体部位都会受到伤害。

一个关键的训练任务是改善协调能力，使其达到比较更为理想的状态，因此理疗师要为安全执行高强度的训练负载创造前提条件。例如，要想训练十字韧带断裂后的股四头肌，就要将训练的重点集中在这些可能受到削弱或者变短的肌肉上。

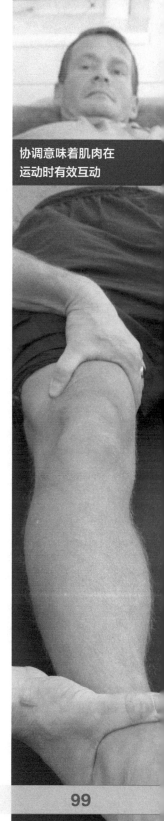

协调意味着肌肉在运动时有效互动

常见的缩短肌肉如下：

- 胸肌
- 后颈和肩膀的肌肉
- 手屈肌（位于前臂内侧）
- 下部的长背伸肌（腰椎）
- 臀部腰椎肌肉（连接到腹股沟和大腿）
- 大腿内侧肌肉（内收肌）
- 大腿后侧（腿筋）
- 胫部肌肉
- 小腿肚肌肉

缩短的肌肉通常是一系列动作中最薄弱的环节，例如肌肉不平衡，可以导致肌肉、肌腱或者韧带非生理性受力。如

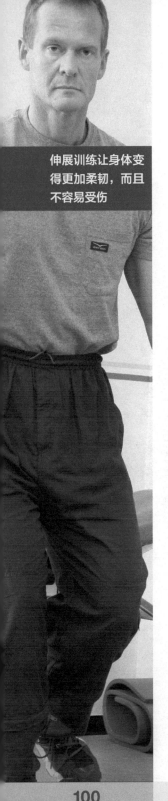

伸展训练让身体变得更加柔韧，而且不容易受伤

果理疗师发现有缩短的肌肉，他将会设计针对性的灵活性训练项目（伸展训练）。

不过，仅仅依靠伸展训练是不够的，与普遍的观点不同，缩短的肌肉可能也很脆弱，因此也需要进行加强。应该进行全范围的运动训练。如果肌肉未进行全范围运动加强，则很可能收缩得更厉害。全范围的加强训练对灵活性也有好处。

常见的受到削弱的肌肉如下：

- 肩胛带肌肉
- 斜方肌
- 胸部位置的背伸肌
- 整个腹肌圈
- 臀肌
- 膝伸肌/股四头肌
- 胫骨肌肉
- 足部肌肉

这些通常会受到削弱的肌肉如果不够强壮的话，必须有意识地通过全范围运动进行加强训练。对于腹肌和臀肌而言尤其如此。这两个肌肉群对足球运动员的爆发力和躯干稳定性非常重要。

6.2 肌肉训练

去看理疗医生代表着运动生涯中的一个转折，而且意味着必须开始对自己的身体负责。

每个星期应该进行两次紧凑的例行强化训练，这样能够预防在足球运动中受伤。您的理疗师是否向您展示一些训练项目，或者告之如何有效利用健身房？不过，一定要确保达到针对个人的训练项目，而不是参加通用的健身项目。您必须对想要在未来避免受伤的肌肉群和能够提升比赛能力的肌肉群进行针对性训练。

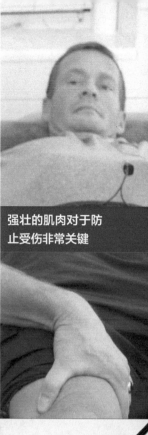

强壮的肌肉对于防止受伤非常关键

医学提示

年纪大一些的运动员尤其得益于加强训练带来的重要附加效果：肌肉组织的生长对身体的总体健康有好处。更重要的是，脂肪和葡萄糖代谢得到促进。另外，锻炼出更多的肌肉组织有助于保持体重。

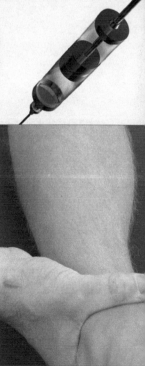

足球运动员靠双腿为生。与被广泛接受的观念恰恰相反的是，强壮的肌肉不会让您的速度变慢，而是让您变得更快捷更有爆发力。因此，如果腿部有些变形不必担心，因为每增加一点肌肉组织，就能够为敏感的膝关节提供更多的保护。当然，您肯定不会锻炼出非常大块的肌肉来。

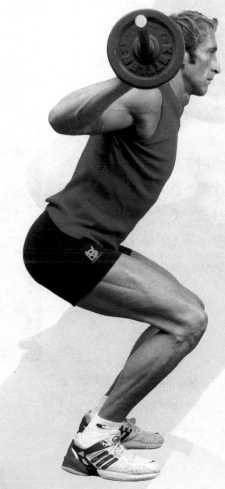

蹲举能够加强腿部的肌肉群，因此能够保护膝盖或跟腱等负重时容易出问题的部位。

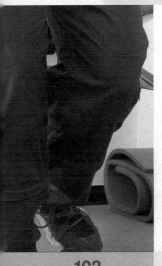

股四头肌

股四头肌有4个肌肉部分，在身体脂肪比例足够低的腿上身可以清晰地看到它们的轮廓。股内肌和股外肌对膝关节的稳定性尤其重要。在对股四头肌进行复合训练时，比如蹲举和伸腿，应该注意锻炼这些部位的肌肉。

腿后腱

腿后腱（在大腿的后侧）也在高强度训练中受益。它们和臀肌一起负责快速加速。这个部位也必须进行良好的伸展，因为这些肌肉尤其容易缩短和受伤。

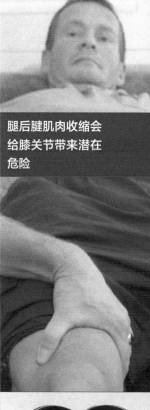

腿后腱肌肉收缩会给膝关节带来潜在危险

臀肌

结实的臀部不仅非常美观，而且还有运动优势。对于跑步和跳高而言，臀部肌肉是力量的源头。蹲举和冲刺确保快速增强臀部肌肉。全蹲是最有效果的增强训练之一。

训练提示

如果在空手蹲举时就感觉到要向后倒，这意味着缩短的小腿肌肉需要您将脚跟从地板上抬高，您应该在脚跟下垫一个盘子或一块木板。这样做能够为训练提供稳定性。伸展小腿肌肉，以便在没有帮助的情况下快速蹲举。

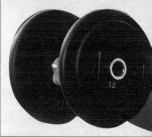

如果膝盖骨或者膝韧带曾经出现过问题，应该避免传统的蹲举训练。在该训练过程中，向下运动时会将小腿向前推，从而给膝盖增加额外的压力。

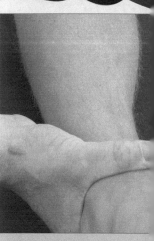

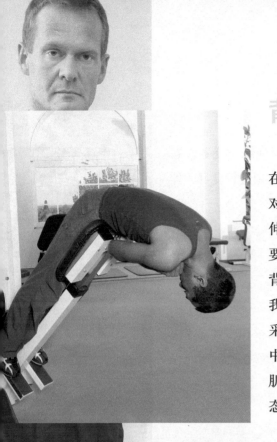

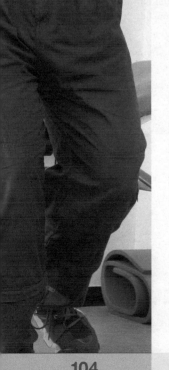

背伸肌

　　背伸肌的主要作用是稳定脊椎。脊椎骨在足球运动中面临许多挑战，包括从正面与对手相撞和摔倒时与地面发生碰撞等。过度伸展对于锻炼背伸肌是特别好的方法，但是要确保正确执行。脊椎从底部向顶部弯曲。背部笔直的过度伸展是一种理疗训练。根据我们的看法，健康的脊椎和受伤的脊椎应该采取完全不同的方法进行训练。在实际操作中，这意味着天生就非常灵活的脊椎周围的肌肉群不光要进行静态的锻炼，还要进行动态的锻炼。

肩胛带

　　结实的肩膀在顶球的时候能够提供更大的动力。肩胛带不仅仅是肩膀，对许多人而言，肩膀的后部肌肉和所谓的斜方肌（从后颈一直延伸到胸椎）是特别容易受到削弱的部位。如果没有哑铃和专用的器材，这些部位的肌肉特别难锻炼到。如果真没有这些器材，可以使用带手柄的弹簧。

6.3 恐惧因素

您的身体可能很久以前就恢复了，但是每次接触到球的时候，脑子里就闪现出害怕再次受伤的想法，这会影响自由的动作，会增加再次受伤的风险。您应该开始考虑心理治疗。

与害怕发生新的伤害或疼痛一样，对康复过程不切实际的期待也会产生负面影响。人体不是机器，康复需要时间。个人自信心主要来源于体质。有成就的运动员尤其容易产生不切实际的期待。对他们而言，在长期受伤后很难恢复到之前的风貌。表现的临时下滑通常伴随着自我怀疑和自信缩减。医生不一定有时间来疏导每个患者的精神状态。甚至接近受伤球员的其他球员有时候也会表现得不耐烦，因为总是要求他们容忍受伤球员的情绪波动。很明显，这不是快速返回到正常比赛的最佳准备方式。

经验丰富的运动心理学家是医生、教练和家庭的重要互补因素，心理治疗必须和身体治疗同步进行，从而让运动员恢复之前的表现水平。心理治疗是受伤运动员和他们受伤后所处环境之间所缺失的一环。运动心理学家能够确保受伤运动员的内心和康复过程朝着相同的方向前进。此外，运动心理学家还能通过各种措施来帮助受伤的运动员克服恐惧心理。

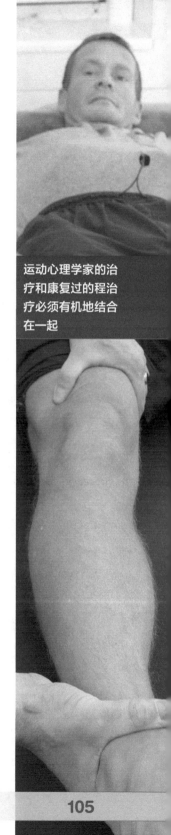

运动心理学家的治疗和康复过的程治疗必须有机地结合在一起

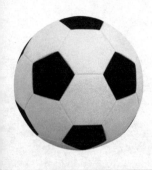

关注

提供良好保护

肌肉系统对于防止受伤起到非常重要的作用。肌肉支持和保护脆弱的结构，如关节、肌腱和韧带。肌肉越强壮、越高效以及整体身体素质越好，身体对于正常的比赛压力就处理得越好：截球、扭转脚踝和突然停止等。反之亦然，如果肌肉没有得到充分的训练的话，这些压力就会几乎是毫无过滤地释放到被动的肌肉骨骼系统上。不过，这并不意味着您就要毫无目的地去健身馆锻炼。您需要专业的指导和增强训练项目，以促进在足球运动中起到重要作用的肌肉的发展。

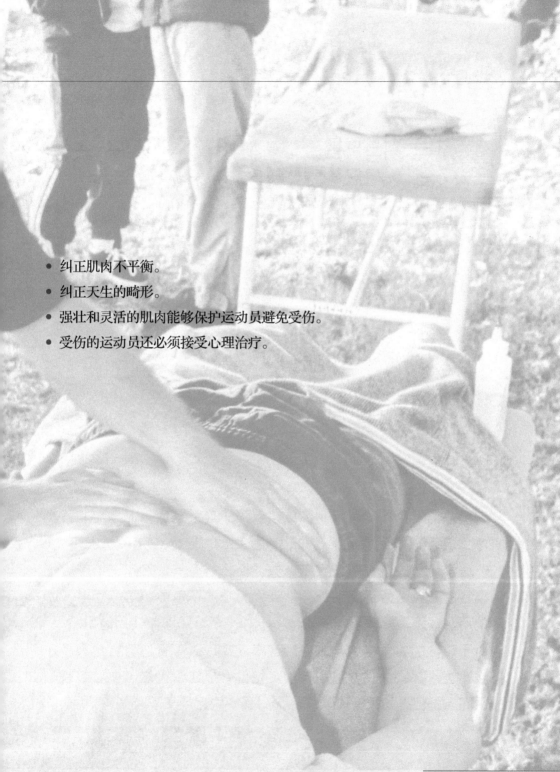

- 纠正肌肉不平衡。
- 纠正天生的畸形。
- 强壮和灵活的肌肉能够保护运动员避免受伤。
- 受伤的运动员还必须接受心理治疗。

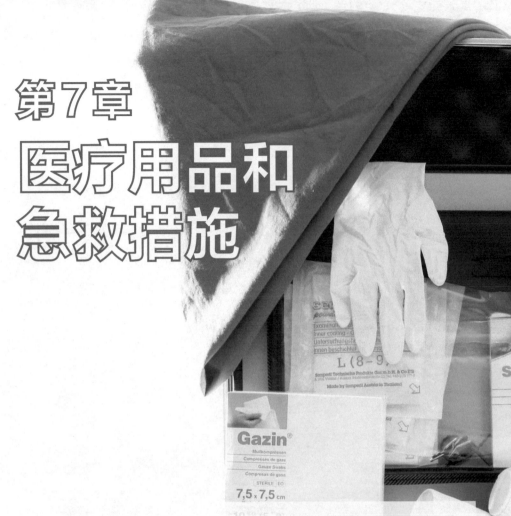

第7章
医疗用品和
急救措施

在足球场上预备的医疗用品应该仅限于最关键的用品。在非紧急情况下，即使是担架也是很难找到的。在不确定的情况下，非医学人员应该仅限于实施急救，而将所有其他治疗交给经验丰富的急救医生进行治疗。这就大大减少了急救箱里所需准备的用品，因为只需要准备不需要参加医学培训就能使用的用品。对于球队的非医学人员，必须遵守该规则：不管伤势看起来多么严重，都要保持冷静和自信。错位骨折或者大量出血看起来很吓人，但是如果旁人变得惊慌对受伤的运动员没有任何帮助。

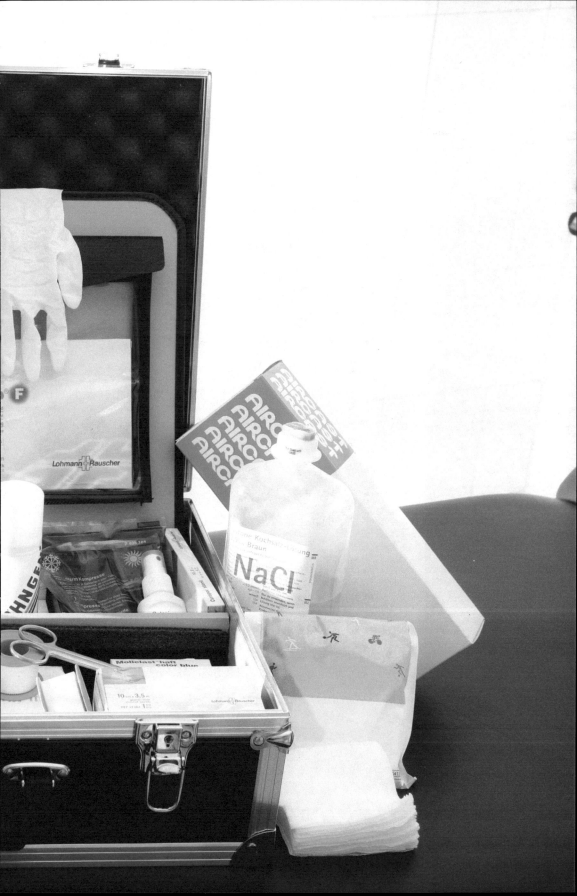

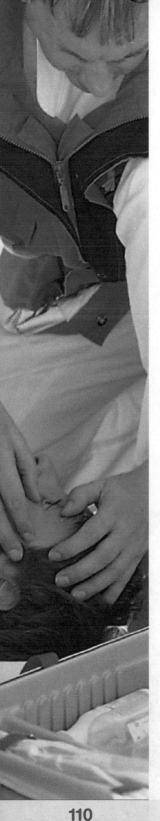

7.1 总是保持装备完善

在每次训练和比赛期间，都应该配备下面所列的医疗设备和用品。

急救工具箱中的物品

- 无菌创可贴
- 无菌纱布垫
- 有弹性的自粘胶带（将绷带或者创可贴固定在伤口上，否则出汗容易脱落）
- 弹性绷带（至少两种不同的宽度：5厘米和10厘米）
- 2.5厘米和5厘米宽的胶带
- 胶带剪刀
- 一次性手套
- 三角绷带
- 尽可能准备皮肤黏合剂（用来黏合小的裂口，如Dermabond®或Histoacryl®牌的）
- 尽可能准备皮肤缝合器（快速将伤口闭合）
- 凉水袋或冰袋（后者只需要折弯让其自行制冷，因此不需要保温袋）
- 降温喷剂（应该仅用于缓解浅表皮肤擦伤导致的疼痛；对于肌肉损伤，降温不能到达比较深的肌肉组织里）

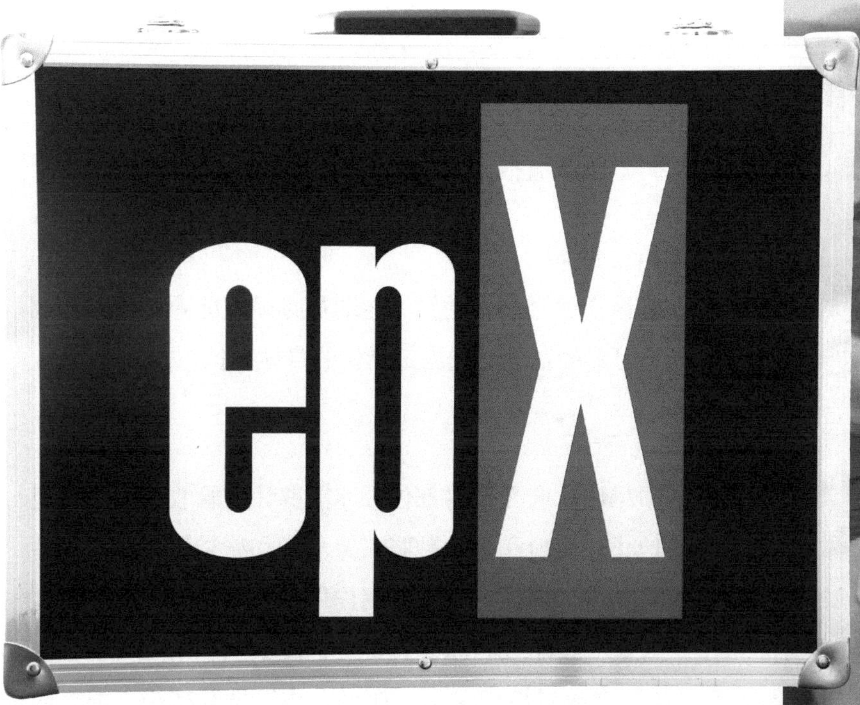

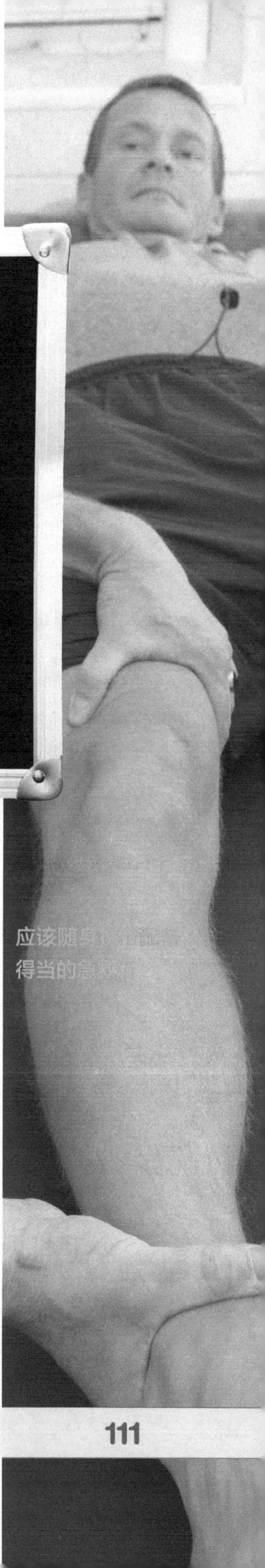

- 消毒喷剂，如Octenisept®牌的（不会刺激伤口）
- 清洁伤口用的生理盐水
- 踝关节矫正器材，如Aircast®牌的
- 腕关节矫正器材，如epX®牌的护腕
- 镇痛药
- 扭伤、挫伤和渗血等所用的药膏

应该随身携带配备
得当的急救箱

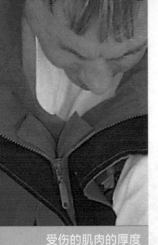

7.2 RICE规则

对于绝大部分运动伤害而言，正确的急救措施可以使用4个字母RICE来概括。

R =rest（休息）

在确诊伤情之前，受伤的运动员必须立即停止比赛或训练。如果可能的话，必须固定受伤的身体部位。

I = ice（冰敷）

受伤的肌肉的厚度决定冰敷的时间长度。一般而言，冰力应该渗透到深处而且要长久

必须尽快冰敷受伤的部位。冰能够让血管收缩，从而能够更快地止住流血和消除肿胀。凉水袋和冰袋还能够缓解疼痛，而且随着低温降低新陈代谢作用，还能够阻止组织损害范围扩大。一定不要将冰袋直接放在皮肤上，而是要在下面垫一块毛巾或者按压绷带。如果手头里没有冰袋，那么简单的冷按压就足够了。

C = compression（按压）

按压绷带用在可能会肿胀的四肢上，或者用于扭伤或挫伤的关节上。

E = elevation（抬高）

使用按压绷带时松紧要适度

抬高受伤的部位能够快速减少血液供应，并且排出渗透到周围组织的液体。这有助于消除肿胀以及缓解肿胀所导致的疼痛。

7.3 急救演练

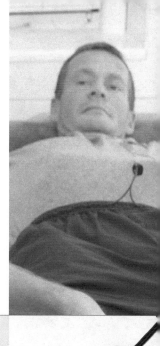

在足球运动中威胁到生命安全的伤害极其罕见，但是也不能够完全排除。如果两个运动员在跑步的时候发生严重的迎面相撞，那么可能会导致严重的头部伤害，此刻每分每秒都会变得性命攸关。

医学提示

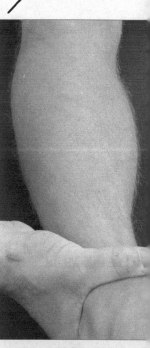

记住，急救能够拯救生命。但是由于许多人不知道如何进行，因此这些简单的急救措施通常没有得到执行。这就是为什么您要参加急救培训课程。该课程会演示在紧急情况下拯救生命时所需执行的步骤。如果您的最后一次急救培训课程已经过去很长时间，那么最好参加一个巩固课程。

由于在足球运动中很少会发生极端情况，因此一旦发生就会给医护人员造成巨大的压力。必须经常演练最重要的急救措施，确保在这些极端情况下所有人都知道自己应该做什么。发生极端情况时，要快速、理性地做出反应，尤其是出现严重的心血管问题或者动脉大出血时。

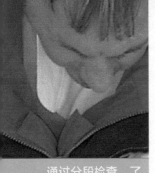

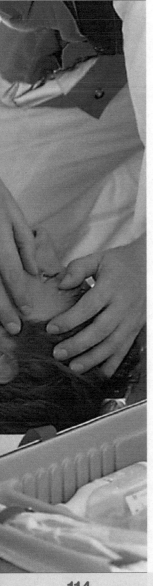

通过分段检查，了解紧急患者的主要功能

下面简明地概述最为重要的急救措施。这仅作为急救指导，而不应该认为可以代替实用急救培训课程。

使用所谓的分段诊断初步评估伤势。

1. 检查意识

大声对受伤的运动员说话，拍打其肩膀或者掐其手臂（痛觉刺激）。如果受伤的运动员没有反应，则表明其处于无意识状态。这是一种威胁到生命的情形，应马上呼叫急救电话。

2. 检查呼吸

失去意识后肌肉会松弛，因此存在堵塞气道的风险。因此，第一步是让受伤者的气道保持畅通。在该步骤后，如果受伤者有了呼吸，则将其摆放成恢复位置（参见第116页）。呼吸停止或者大口喘气表明存在缺氧的危险。

3. 检查脉搏

检查左侧的颈动脉的脉搏，然后检查右腕的脉搏，检查时间不要超过10秒。由于平躺的人的脉搏容易误判，因此还应该考虑循环功能的主要特征（如吞咽或动静）。如果没有生命体征，开始进行心肺复苏（心脏按摩和嘴对嘴人工呼吸）。

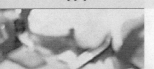

在进行这些急救措施的同时，通常需要拨打120急救电话。一定不要忘记这个电话号码。向急救协调中心简明地说清楚事故和患者的情况。

出现紧急情况时需要知道的问题

- 事故在什么地方发生？
- 发生了什么？
- 有多少人受伤？
- 受的是什么伤或者有什么症状？
- 等待急救部门的进一步询问。

7.4 心脏停搏和呼吸停止

- 通过大声对受伤的运动员说话，检查其是否有意识。如果没有反应，则尝试疼痛刺激反应（通常是掐胳膊内侧或者人中）。在发生事故后，不要摇晃受伤的运动员。
- 让受伤的运动员平躺在地面上。小心地将其头部向后倾斜，并用指尖扣住其下巴，避免舌头向下滑落堵住喉咙和气道。检查喉咙和口腔，确保没有呕吐物或异物。

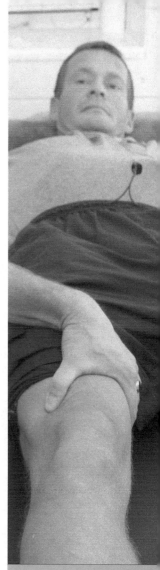

检查失去意识的运动员的口腔和喉咙时，要戴上一次性手套

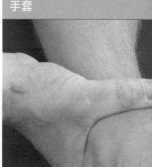

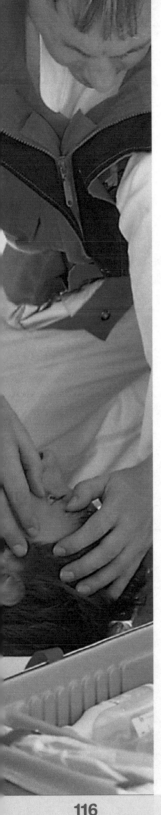

就在该姿势下，定期检查受伤的运动员的呼吸，直到急救医生到达。

- 胸腔是否升高？
- 能否听见呼吸声？

恢复位置

如果受伤者失去意识但是仍有呼吸，则将其摆放成恢复位置。在该位置下能够保持气道畅通，而且呕吐物或者血液能够轻松流出去，因为头部现在是全身的最低点。

- 跪在失去意识者的左侧。稍微抬起其左臀，并将身体下方的右臂尽可能地向远处推。
- 使其弯曲左腿，并将左脚放在靠近臀部的地方。
- 用一只手抓住其右肩，而另一只手抓住其右臀。小心而且轻柔地将受伤者拉向左侧。
- 抓住受伤者的左肘，并将其左臂从身体下面轻轻拉过去。现在，受伤者应该以左肩支撑躺在地面上。
- 用手握住受伤者的额头和下巴，然后将脖子向下弯曲。将脸部转向地面并打开嘴巴。

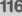 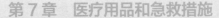

如果未能觉察到任何呼吸活动，则开始实施人工呼吸。

• 将一只手放在受伤者的额头上，并用手指将鼻子捏紧闭合。

• 将另一只手放在患者的下巴上，然后让脖子向后弯曲，让头部稍微向后倾斜。

• 深呼吸一口气，并将您的嘴唇贴紧在受伤者稍微张开的嘴上。

• 用力将空气呼入到受伤者的嘴中。

如果操作准确无误的话，此时受伤者的胸膛应该会升高。如果没有升高，则表明没有将足够的气体呼入到受伤者的嘴中。确保在吹气的时候您的嘴唇和受伤者的嘴巴之间没有缝隙，而且受伤者的头部要向后倾斜足够的角度。

有节奏地重复进行人工呼吸过程，直到急救医生到达。如果在急救医生到达之前受伤者已经开始呼吸，则将其摆放成恢复位置。

监听脉搏

如果受伤者失去了意识，通常很难确定其心脏是不是仍然在跳动。微弱的脉搏在腕部通常很难觉察到，尤其对在巨大压力之下的医护人员来说。因此不要浪费任何不必要的时间。

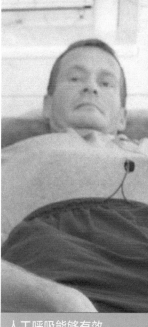

人工呼吸能够有效防止受伤者的身体受到缺氧的损害

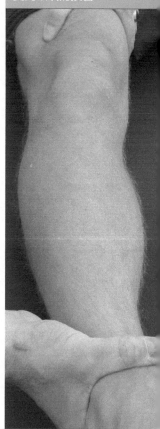

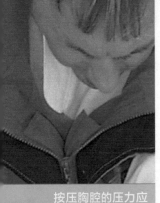

按压胸腔的压力应
该保持垂直

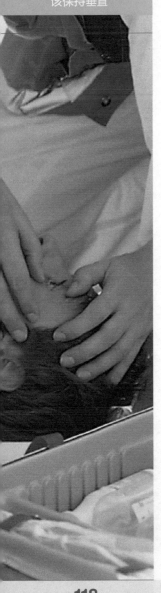

使用指尖触摸喉结附近的凹陷处（颈动脉）。如果在这里没有检查到任何脉搏，则必须通过心脏按摩重新恢复心跳。

- 解开受伤的运动员胸腔的衣服。
- 找到右侧按压点：将一只手的掌根放在下方胸骨的中部。
- 将另一只手的掌根放在第一只手的上方，然后抬起手指，避免触碰到肋骨。
- 保持手臂笔直，然后用力向下按压胸腔。如果胸腔下沉没达到4~5厘米，则需要更用力按压。
- 重复进行按压，每分钟大约按压100次。
- 如果需要同时进行心脏按摩和嘴对嘴人工呼吸，那么和另一名运动员或者教练分工合作，避免乱了节奏。心脏按摩和嘴对嘴人工呼吸的正确比例是15：2。

继续进行心脏按摩，直到急救医生到达。而且在此过程中要定期检查受伤者的脉搏。

7.5 动脉大出血

我们已经学习了皮肤或肌肉受损导致的流血的护理措施。动脉破损导致的流血更加严重，而且失血很快就会威胁到生命安全。因此，快速果断的治疗至关重要。

• 将一块无菌布直接按在伤口上。如果手头里没有合适的绷带，那么直接用手紧紧按住伤口，直到急救医生到达并接手。

• 比较小的伤口还可以绑住。不要将原来沾有血的布块换上新的，而是在它上面绑上一块新的。在这样做的时候，使用足够的压力来将血止住。不要担心四肢坏死，在医生到达之前的时间内还不足以导致肢体坏死。因此，按压的力度从来不怕过大，而是怕过小。您的首要任务是将血止住。

• 如果将受伤的部位抬高并使用冰块敷伤口下方，出血就会慢慢减少。因此，受伤的运动员应该躺下，让头的位置比四肢和上身低。

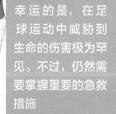

幸运的是，在足球运动中威胁到生命的伤害极为罕见。不过，仍然需要掌握重要的急救措施

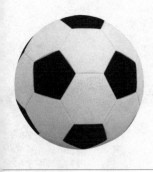

急救的限度

不幸的是，一般只有高级别的球队才拥有受到过良好训练而且经验丰富的球队医生。在绝大多数比赛中，出现紧急情况时，如果有一个装备齐全的急救箱或者有医务护理人员在场，那就是比较幸运的了。但是接下来问题来了，该医护人员受到过的训练如何？他的知识是不是局限于在数年前的急救课程中学到的知识？治疗严重的伤害不仅需要一份好心，更需要正确的知识和丰富的经验。

如果您不是专科医生而是医护人员，能够具备丰富的医学知识是值得称赞的。但是，如果心存疑问时，一定不要做超出自己的能力范围的事情。此时，只需掏出电话拨打120，免得错过最佳时机。

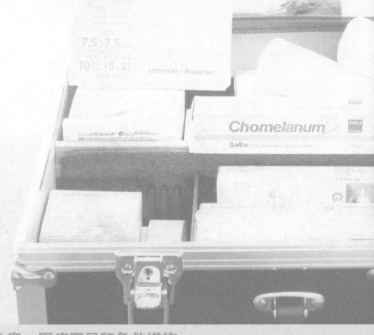

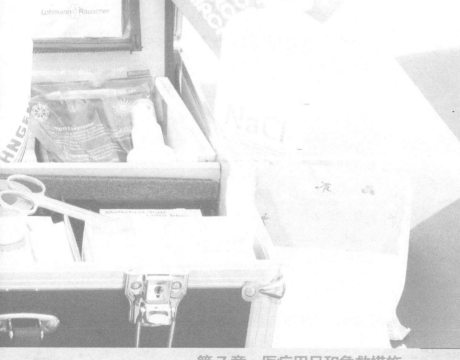

- 定期检查急救箱中的物品。
- 在出现运动伤害时，要记得RICE规则：休息、冰敷、按压和抬高。
- 参加急救培训课程。
- 通过分段诊断监视受伤的运动员的生命体征：意识、呼吸和循环。

一目了然的治疗措施

小的开放性伤口

- 清洁
- 消毒
- 使用创可贴
- 将自粘敷布盖在创可贴上面

接下来检查破伤风保护情况，并定期更换包扎材料

大的开放性伤口

- 清洁
- 消毒
- 用纱布盖住伤口
- 使用伤口黏合剂、伤口缝合器或缝线将伤口闭合

接下来检查破伤风保护情况

热衰竭

- 寻找凉快的环境（阴凉处）
- 抬高双腿
- 使用冷敷布大面积降温
- 确保摄入充足的液体和矿物质

肌肉损伤

- 休息
- 冰敷
- 按压绷带
- 抬高

肌腱损伤

- 休息
- 冰敷
- 抬高

关节损伤

- 休息
- 去掉负载
- 使用冰袋减轻肿胀

重要：脱臼的关节应该只能由医生来复位！

骨头损伤

- 使用无菌敷布盖住骨折处
- 休息
- 使用冰袋减轻肿胀

图片和插图鸣谢

封面设计：Jens Vogelsang，Aachen

封面图片：U1 –dpa Picture–Alliance，Frankfurt

U4 –Yavuz Arslan/imageattack，Witten

Adobe Image Library：23, 31

Yavuz Arslan/imageattack, Witten：16 ~ 17, 36 ~ 37, 44, 49, 61, 63, 70 ~ 71, 75, 78, 85, 87, 88, 91, 92 ~ 93, 97, 98, 102, 104, 108 ~ 112, 110, 111, 120 ~ 121

EyeWire Images：9, 12

Daniel Kölsche/photoplexus, Bonn/Lünen：94 ~ 95, 106 ~ 107

Lohmann & Rauscher：42 ~ 43, 46, 47, 72, 82

Ralf Meier：19, 28

mev Verlag，Augsburg：38 ~ 39, 52 ~ 53, 54 ~ 55, 68 ~ 69

Pixelquelle.de：6 ~ 7, 14 ~ 15, 83

Andreas Schur：35, 41, 67, 119

Sebastian Schur：21, 85u., 112, 125

旁注：左：第1章和第7章 mev Verlag，Augsburg；

第2~6章 Yavuz Arslan/imageattack，Witten

右：Yavuz Arslan/imageattack，Witten